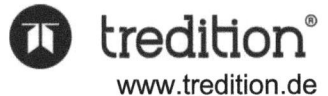
www.tredition.de

P.L. Winter

6 Regeln

für einen heißen Urlaub

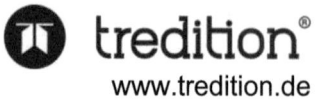
www.tredition.de

© 2015 P.L. Winter

Verlag: tredition GmbH, Hamburg

ISBN
Paperback: 978-3-7323-5050-6
Hardcover: 978-3-7323-5051-3
e-book: 978-3-7323-5615-7

Printed in Germany

Das Werk, einschließlich seiner Teile, ist urheberrechtlich geschützt. Jede Verwertung ist ohne Zustimmung des Verlages und des Autors unzulässig. Dies gilt insbesondere für die elektronische oder sonstige Vervielfältigung, Übersetzung, Verbreitung und öffentliche Zugänglichmachung.

Das Vorspiel

Es war ein Abend wie viele. Eine anstrengende Woche lag hinter ihnen und sie genossen das gemeinsame Abendessen bei Kerzenschein. Im Fernsehen lief eine ihrer beliebten TV-Serien von DVD, sodass sie jederzeit kurz unterbrechen oder auch zurück spulen konnten. Als sie mit dem Essen fertig waren, nutzten sie das Ende einer Episode um gemeinsam das Geschirr ab- und die Küche aufzuräumen. Zärtlich nahm Paul seine geliebte Desiré von hinten in den Arm und küsste sie auf ihren Nacken. Sie waren bereits seit 7 Jahren zusammen und liebten sich noch immer, wie am ersten Tag. Sie führten eine glückliche Beziehung, waren beide berufstätig und unternahmen fast alles gemeinsam. Trotzdem hatte sich schon so etwas wie Alltag in ihre Beziehung geschlichen und sie verglichen sich scherzhaft manchmal mit einem alten Ehepaar.

Wie wäre es mit einem Caipi?", haucht er ihr ins Ohr. „Ja gerne", war die erwartete Antwort. Beide trugen nur noch ihre weißen Bademäntel. Mit einem kurzen Zug öffnete er ihren einfach geknoteten Gürtel und schon seine Hand langsam auf ihrem Bauch und weiter hoch auf ihre Brust. Dort spielte er sanft mit der kleinen aber festen Wölbung, welche seine Hand voll ausfüllte, wie geschaffen für einander, während sie sich mit geschlossenen Augen gegen ihn lehnte und seine Berührungen genoss. Ihre Hände glitten wie von selbst nach hinten und tasteten in seinem offenen Bademantel nach seinen Lenden. Geschickt bewegte sie ihre Finger direkt auf das Ziel ihrer Begierde zu. Noch hing es schlaff in seinem Schritt, zeigte aber bereits erste Regungen und begann unter ihren sanften Berührungen merklich zu wachsen. Sie brauchte nur wenige Augenblicke, bis sie es fühlen konnte, wie das weiche etwas zwischen ihren geschickten Fingern immer härter und größer wurde, sich aufrichtete und schon bald steil nach oben in Richtung ihres Gesäßes zeigte. Da drehte sie sich um, küsste ich innig und sagte: „während du unseren Caipi machst, erledige ich noch schnell die Wäsche und bin dann gleich wieder bei Euch". Dabei glitt sie an seinem Körper nach unten, umfasste mit beiden Händen seinen knackigen Hintern und ihn etwas an sich heran. Gerade so weit, dass sie seine hoch aufgerichtete Lanze direkt vor sich hatte. Zärtlich küsste sie die rote Spitze, öffnete ihre Lippen und sog sie für ein kurzes Zungenspiel ein. Er wollte mehr und versuchte ihren Kopf in dieser Position fest zu halten, aber sie kannte das Spiel schon und entwand sich geschickt seinen Versuchen. „Später mein Kleiner, später gibt's dann mehr. Erst die Arbeit, dann das Vergnügen." hauchte sie ihm entgegen und verschwand in Richtung Badezimmer.

Der Caipi war schnell gemacht, er hatte ja viel Übung, war es doch ihr Lieblingsdrink, den sie so alle 14 Tage genossen. Zusammen mit ein paar Knabbereien, stellte er die beiden eiskalten Gläser auf den Couchtisch und positionierte sich selbst auf der 3'er Bank. Gerade rechtzeitig als sie wieder in der Wohnzimmertür erschien. Ihr Bademantel war noch immer leicht geöffnet und so hatte er einen wunderbaren Einblick auf ihren schönen Körper. Sie war 172 cm groß, schlank, 56 kg schwer, ihre Brüste waren nicht zu groß und fest. Ihre kleinen Brustwarzen zeichneten sich deutlich ab. Sie spürte seine Blicke und blieb mit einem Bein auf dem Hocker vor ihm gestützt stehen. Mit den Händen fuhr sie sich leicht kreisen vom Bauch hoch zu ihren Brüsten und begann ihre Nippel zwischen Zeige- und Mittelfinger zu kneten. Diese reagierten sofort, wurden kirschrot und wuchsen auf ihre doppelte Größe an. Dabei wiegte sie mit Ihren Hüften hin und her und bot seinen Augen einen direkten Blick auf ihren glatt rasierten Schambereich. Dieser glänzte leicht, offensichtlich hatte sie sich im Bad noch einmal leicht eingeölt.

„Hallo mein Tiger, da bin ich wieder" hauchte sie. Der Anblick war betörend und Paul konnte nicht anders, er musste sie kosten, er musste diese Lippen liebkosen. Er setzte sich auf, schob seine Hände unter ihren Bademantel an der Rückseite ihrer Oberschenkel langsam nach oben und zog sie an sich heran. Auf dem Hocker kniend stand sie vor ihm und sie küssten sich innig. Nach einigen Minuten angeregten Zungenspiels, tasteten sich seine Hände von ihrem Rücken vorwärts zu ihren Brüsten und umschlossen sie sanft. Sie ließ sich langsam auf die Lehne der Couch sinken und genoss die liebevolle Massage. Als er sich von ihren Lippen löste, legte sie den Kopf zurück, schloss die Augen und gab sich ganz seinem Liebesspiel hin. Sie wusste, was kommen würde und sie wusste auch, dass sie es genießen würde. Mit sanften Küssen arbeitete sich Paul an ihrem Hals entlang langsam und zärtlich nach unten zu ihren Brüsten. Dort angekommen, umspielte seine geschickte Zunge ihre Brustwarzen, welche sofort darauf reagierten. Sie wurden hart und streckten sich ihm verlangend entgegen. „Ja das ist schön, weiter so", hörte er sie stöhnen als er seine Lippen über ihre linke Brustwarze schob und zu saugen begann. Er saugte und nuckelte bis der Nippel ganz steif und fast doppelt so groß wurde. Dann massierte er ihn zwischen seinen Lippen und begann ganz leicht mit seinen Zähnen daran zu knabbern. Das gleiche Spiel wiederholte er mit ihrer rechten Brust, begleitet von ihrem zustimmenden Stöhnen und ihren sanften Bewegungen. Dann legte er wieder beide Hände auf ihre Brüste und massierte sie sanft aber kraftvoll, während sich seine Zunge weiter nach unten bewegte. Sie zog eine feuchte Spur über ihren Bauchnabel immer weiter nach unten hin zu ihrem blanken Venushügel. Sie öffnete ihre Schenken weit und ließ ihn langsam von sich nach unten gleiten.

Auf dem Boden kniend sah er nun direkt auf die ihm dargebotene Vulva mit ihren leicht bräunlichen faltigen Schamlippen. Er setzte seine Zunge an dem zarten Übergang zwischen ihren beiden Öffnungen an und leckte vorsichtig und ganz langsam nach oben bis hin auf ihren Venushügel. Zwei, drei Mal wiederholte er dieses Spiel und merkte wie sich eine leichte Feuchte zwischen den beiden Schamlippen zeigte. Vorsichtig spreizte er sie mit seinen Daumen auseinander und konnte die hell rosa nass schimmernde Haut erkennen. Am unteren Ende sah er den feuchten Eingang in ihre Lustgrotte, aus der ein leicht silbriger Saft quoll. Wieder setzte er mit der Zunge an, direkt am Eingang, drückte leicht dagegen und strich mit züngelnden Bewegungen nach oben bis seine Zungenspitze in der Hautfalte am Ende dieser glänzend rosa schimmernden Zone hängen blieb, von der er wusste, dass es ihr Lustzentrum war. Er sog die Spitze dieser Falte ein und massierte sie zwischen seinen Lippen. Ihre Reaktion kam prompt, sie stöhnte laut auf, griff in seine Haar und presste seinen Kopf in ihren Schoß. Das war eine eindeutige Bestätigung, dass sie bereit war für sein Spiel.

Sie spürte wie sich ihr Körper verkrampfte als er mit seiner Zunge ihre Klitoris umspielte. Dieses Zungenspiel, das er so gut beherrschte. Mit dem er sie immer wieder um ihren Verstand brachte und sich ihm in purer Lust hingeben ließ. In dieser Situation war sie wie Wachs in seinen Händen, sie konnte sich nicht mehr beherrschen und war im voll ausgeliefert. „Ja weiter, weiter so, tiefer, ja leck mich, saug mich aus, komm mach's mir..." stieß sie ihm voller Ekstase stöhnend entgegen. Ihre Hände hatten sich in seinen Haaren vergraben und verhinderten so, dass er von ihr ablassen konnte. Sie wollte alles und das jetzt. Sie fühlte wie sich die Anspannung in ihr aufstaute, wie ihr Blut in ihre Vagina schoss und sie wartete auf den unabwendbaren Höhenpunkt. „Nicht aufhören, weiter, fester, fester, ja..." stöhnte sie immer lauter und begann ihren Unterkörper anzuheben. Immer höher, immer fester stemmte sie sich seiner gierigen Zunge entgegen, die nun versuchte tief in ihre Vagina einzudringen, um ihren Saft aus ihr heraus zu saugen. Noch einmal spürte sie, wie sich seine Zunge nach vorne zu ihrer Klitoris hin bewegte und sie wusste, dass es jeden Moment so weit war. Als er ihre empfindliche Knospe ein saugte, zwischen seinen Lippen knetete und mit seiner Zunge nach bohrte, konnte sie sich nicht mehr halten. Unter dem Druck der ersten Welle ihres Orgasmus bäumte sie sich ein letztes Mal auf und schrie ihre Lust laut heraus. Zwei, drei, vier Wellen durchfluteten sie bevor sie ihre Beine reflexartig schloss. Jetzt war sie zu empfindlich um sein Liebesspiel weiter auszuhalten, das wusste auch er und lies von ihr ab.

Er richtete sich kurz vor ihr auf und sie konnte sein steifes hoch aufgerichtetes Glied sehen. Nur kurz konnte sie seine rosa glänzende Eichel erkennen, bevor diese mit sanftem Druck gegen ihre vor Nässe triefende Vagina Einlass begehrte. Wie von selbst öffnete sich diese und saugte den Eindringling ein.

Es war ein wohliges Gefühl, als sein hartes Glied in die weiche, nasse Lusthöhle eindrang und von dieser fest umschlossen wurde. Der Druck auf seinen Eichelrand war herrlich und trieb ihm das Blut weiter in seinen steifen Phallus. Mit sanften Stößen begann er die nasse Lusthöhle aufzuweiten, tiefer und tiefer drang er in sie ein. Er zog sich kurz zurück, bis nur noch die Spitze seiner Eichel den nassen Eingang berührte, um dann umso kräftiger zu zustoßen. Er sah ihr in die Augen und erhielt die lüsterne Bestätigung weiter zu machen. Es klatschte laut als ihre Becken im Rhythmus seiner harten Stöße auf einander prallten. Begleitet von dem schmatzenden Geräusch, wenn er sein Glied wieder zurückzog. Es war der Rhythmus der puren Lust, der ihn antrieb und an der stöhnenden Reaktion seiner geliebten Desiré erkannte er, dass auch sie diese Lust genoss. Sie hielt ihre Schenkel weit gespreizt, sodass sie seinen Unterkörper mit ihren Beiden umfassen konnte und zog ihn damit rhythmisch gegen Ihren Unterleib. So unterstütze sie die Intensität seiner Stöße zusätzlich. Er wusste, dass sie ihn nicht entkommen ließ, er wollte es auch nicht, er wollte, dass sie noch einmal gemeinsam mit ihm kommt. Er wollte seine Lust mit ihr teilen, dass sich ihre Säfte in einem gemeinsamen intensiven Orgasmus vermischten und er spürte, dass dieser bereits auf ihn zu rollte. Noch zwei kräftige Stöße und es war soweit. Er konnte sich nicht mehr zurück halten, er wollte es auch nicht, jetzt wollte er seinen Orgasmus und der kam wie ein Donnerschlag über ihn. Er bäumte sich auf und spritze seinen Saft mit voller Kraft in sie hinein. Dabei schrie auch er seine Lust laut heraus und hörte an ihrem lauten Stöhnen, dass es auch ihr noch einmal kam. So pressten sie ihre Unterkörper fest gegeneinander, um diesen Moment gemeinsamer Lust möglichst lange auszukosten, bevor er erschöpft über ihr zusammen brach.

Sie brauchten einige Minuten bis sie wieder zu Atem kamen. Dann lagen eng umschlungen auf der Couch und küssten sich zärtlich.

Da sie dieses Liebesspiel in unterschiedlichen Varianten fast jeden Freitag spielten, war es schon fast zu einem vorhersehbaren Ritual geworden. Sie liebten den Sex, und er befriedigte sie. Irgendwie war es jedoch immer sehr ähnlich. Auch was danach kam war fast immer das gleiche: sie machten es sich am Sofa bequem, genossen ihre Drinks und sahen Fern. Gegen Mitternacht wechselten sie ins Schlafzimmer, kuschelten sich an einander und schliefen schnell ein.

Am Anfang ihrer Beziehung gaben sie sich diesem leidenschaftlichen Sex fast täglich hin und es gab auch mehr Varianten. Mit der Zeit ebbte ihr Interesse an den Varianten etwas ab und auch der

Sex wurde weniger. Sie liebten sich eigentlich noch immer wie am Anfang, doch der Alltag hatte sie eingeholt und alles wurde etwas träger, eintöniger und spießiger. Das Kribbeln des Neuen, des Entdeckens und Eroberns war einer Selbstverständlichkeit gewichen. Beide wussten, dass sie etwas dagegen unternehmen sollten, aber die zündende Idee wollte ihnen nicht so recht eingefallen.

Samstag war Sauna Tag. Da ihre eigene Sauna noch im Planungsstadium steckte, besuchten sie regelmäßig öffentliche Saunen und nutzten diese auch als Inspirationsquelle. Heute war wieder eine Sauna dran, welche auch einen gemischten Umkleidebereich hatte und in der die Besucher etwas offener ihre Körper zeigten, wenngleich das Publikum großteils die 60'er schon deutlich überschritten hatten, aber das störte sie kaum.

Bereits beim Umkleiden bemerkte Paul, dass heute der Altersdurchschnitt etwas niedriger und der Frauenanteil etwas höher lag. Die beiden suchten sich zwei freie Plätze im Liegebereich und nach einer kurzen Dusche ging es gleich in die Bio-Sauna. Bis auf einen jungen Mann Mitte 20 war sie leer. Paul legte sich wie üblich auf die oberste Ebene und griff mit seiner linken Hand nach Desirés angewinkeltem Knie, die gleich darunter lag. Nach etwa 10 Minuten setzte sich Desiré auf. Zwischenzeitlich waren noch zwei weitere ältere Männer und eine Frau in die Kabine gekommen. Sie saßen bzw. lagen auf der gleichen Seite wie der junge Mann, gleich schräg gegenüber. Als sich auch Paul aufrichtete und sich hinter seine Frau setzte, bemerkte er, dass sie im Yoga Sitz mit weit gespreizten Schenkel da saß. Ihre Füße lagen auf ihren Oberschenkeln und ihre Finger waren zu einer komplexen Mudra in ihrem Schoß verschränkt. Auf den ersten Blick sah es so aus, als ob sie ihre weiblichen Reize freizügig anbot. Die aufgelegten Füße und die Fingerfigur in ihrem Schoß verdeckten jedoch geschickt ihren Schambereich, sodass die gesamte Figur sehr ästhetisch, aufreizend aber keineswegs anrüchig aussah. Mit geschlossenen Augen meditierte sie vor sich hin und koppelte sich so von ihrer Umgebung ab. So bemerkte sie die Wirkung, welche sie auf ihre Umgebung ausübte wohl nicht. Paul sah sich um und erkannte diese sofort. Die zweite Frau in der Kabine blickte mit einem Ausdruck der Bewunderung herüber. Vielleicht haderte sie mit ihrer Figur, welche sicher einige Übungen erforderte bis sie nur annähernd so anmutig da sitzen konnte. Auch in den Augen der Männer spiegelte sich Bewunderung wider. Als Paul damit begann die Schultern und Hals seiner Frau sanft zu massieren, senkten sie ihre Blicke und schielten nur noch gelegentlich herüber.

Einzig der junge Mann zeigte eine gewisse Nervosität und rutsche kaum sichtbar auf seinem Platz leicht hin und her. Er hatte seine Hände vor seinem Schoß gefaltet und blickte immer wieder zwischen Desiré und dem Boden hin und her. Als er bemerkte, dass Paul ihn mit seinen Blicken fixierte, schoss ihm Schamesröte ins Gesicht und er wurde noch nervöser. Nach einigen weiteren Minuten öffnete Desiré ihre Augen wieder, bedankte sich mit einem kurzen Kuss für ihre Massage und machte ein

Zeichen zu gehen. Unter der Dusche sagte Paul lächelnd zur ihr: „Deine Yoga Übung war echt der Hammer. Hat nicht nur mir sehr gut gefallen. Ich glaube Du hast einen neuen Fan". „Was meinst Du damit?", fragte sie nach. „Die Position war echt aufreizend, die weit gespreizten Oberschenkel, die aufrechte Brust, sehr ästhetisch und doch waren die wichtigen Stellen sehr diskret verdeckt. Ich glaube Du hast die Temperatur in der Kabine um mind. fünf Grad gesteigert. Besonders bei dem Kleinen da.", er deutete auf den jungen Mann der gerade aus der Saunakabine kam und sich schnell in den anderen Duschbereich verdrücken wollte. Vor lauter Aufregung verlor er dabei sein Handtuch und als er sich danach bückte, konnte man deutlich seine angeschwollene Männlichkeit erkennen. „Ja, ja meine heiße Mitt-30'er macht kleine Jungs an. Find ich echt heiß, gefällt mir - brauchst gar nicht rot zu werden. Solange es nur beim Anheizen bleibt und ich dabei sein darf, hab ich gar nichts dagegen, ganz im Gegenteil, ich hab auch meinen Spaß daran." Hand in Hand schlenderten sie zurück zu ihren Liegen und legten sich entspannt darauf.

Nach ihrem dritten Saunagang bemerkte Desiré belustigt: „Ich glaub jetzt hast du auch eine Verehrerin. Sieh mal vorsichtig zu der Blondine in der Dusche. Die schwänzelt schon die längste Zeit um uns herum und hechelt nach Deiner Aufmerksamkeit." Vorsichtig drehte sich Paul herum und sah, wie sich eine knapp 45 jährige pralle Blondine in der Dusche mit viel Schaum einrieb und dabei mit Ihren Hüften leicht hin und her schwang. Als sie seine Blicke bemerkte drehte sie sich leicht ins Profil und widmete sich intensiv ihren Brüsten. Kurz darauf drehte sie sich zu ihnen zurück und fuhr sich mit beiden Händen und einer großen Schaumladung nach unten zwischen ihre Beine. Die ganze Vorführung war offensichtlich gewollt und gut inszeniert. Anregend, lasziv, ganz und gar nicht pervers – einfach knapp am Üblichen in einer öffentlichen Sauna. „Oh die wär doch was für dich, doppelt so viel Busen wie bei mir, da kannst du dich austoben. Würde dir sicher gefallen, oder?".

Lachend zog sie ihm das Handtuch aus seinem Schoß und setzte gleich nach: „na also, sieh doch wie sich der Kleine zu regen beginnt. Guck ihr noch ein bisschen zu und du kannst dich mit meinem Verehrer zusammen tun." Lachend lehnte sie sich wieder in ihrem Stuhl zurück und klimperte verführerisch mit ihren Wimpern.

Nach ihrem letzten Saunagang schlenderten sie Hand in Hand zum vorderen Duschbereich. Ihre Sauna Kilts hingen über dem Trockenofen und so gingen sie erstmals vollkommen nackt quer durch die Sauna zu den Duschen. Desiré war das bisher immer etwas peinlich gewesen sich so offen zu zeigen, aber heute war sie offensichtlich in einer vollkommen neuen Stimmung und das imponierte ihrem Mann sehr. Die vorderen Duschen waren etwas abgeschlossen, auf einer Seite befanden sich zwei Waschbecken mit einem sehr großen Spiegel, der fast über die ganze Länge ging. In diesem spiegelte sich alles was in den Duschen geschah, sodass man es diskret beobachten konnte, ohne direkt hin zu sehen. Als sich Paul mit seinem

Shampoo einseifte bemerkte er im Spiegel, wie eine Frau von etwa 55 Jahren auf der anderen Seite immer wieder verstohlen in seine Richtung blickte. Auch Desiré war das schon aufgefallen und sie lachte ihn mit ihren Blicken anstachelnd an. OK, wenn du willst, dann biete ich euch eine kleine Show, dachte er sich und hob seine Hände hoch in sein kurzes dunkles Haar mit den feinen grauen Strähnchen an den Schläfen. Damit gab er den Blick frei auf sein bestes Stück. Er zog seinen Bauch leicht ein, mit knappen 45 Jahren und 85 kg zeigten sich bereits deutliche Ansätze eines wachsenden Wohlstandbauches, wenngleich seine Größe von 180 cm noch einiges kaschieren konnte. Dann nahm er eine große Ladung Schaum aus seinen Haaren und begann damit sich seinen Schambereich einzuseifen. Langsam bewegte er seine Hände auf und ab, fuhr sich einmal tief in den Schritt und massierte mit der einen Hand sein Gehänge, während er mit der anderen sein Glied wusch. Dabei drehte er sich immer wieder leicht von links nach rechts, sodass seinen aufmerksamen Beobachterinnen auch nichts entgehen konnte. Sorgsam achtete er darauf, keine Erektion zu bekommen und kämpfte diese mit Gedanken an kalten Fisch nieder. Er ließ es gerade zu, dass sich sein Glied soweit mit Blut füllen konnte, dass es noch immer vor seinen Juwelen baumelte, auch wenn sich seine Größe bereits deutlich verändert hatte. Im Spiegel beobachtete er aufmerksam die Reaktionen der beiden Frauen, denen das Spiel offensichtlich gefiel, denn sie konnten ihre Augen nicht von ihm lassen und beobachteten ihn lüstern.

Nach einigen Minuten beendete er das Schauspiel, wusch sich die letzten Schaumreste vom Körper und gemeinsam schlenderten sie wieder zurück zu ihren Liegen. „Heiße Vorstellung", bemerkte Desiré „ jetzt hast Du noch eine Verehrerin. Ohne mich wäre sie sich sicher über dich hergefallen. Soll ich das nächste Mal früher gehen, dann könntet ihr gemeinsam Spaß haben?". Beide lachten und packten Ihre Sachen zusammen.

Es war schon spät und in der Umkleide waren nur noch wenige Besucher. Darunter auch die Frau aus der Dusche mit ihrem Mann, die Blondine, der junge Mann und zwei ältere Herren. „Na, das kann ja noch lustig werden", dachte Paul. Er wusste, dass sie beide heute, anstelle ihrer normalen spießigen Unterwäschen, Reizwäsche mitgebracht hatten. In stiller Übereinkunft trockneten sich beide langsam und ausgiebig so ab, dass sie von den andren beobachtet werden konnten, sofern diese es darauf anlegten. Dann schlüpfte zuerst Paul in seine Tiger Unterwäsche. Das Oberteil war an den Armen tief ausgeschnitten und hauchdünn. Der Slip bestand eigentlich nur aus einem kleinen Sack aus demselben durchsichtigen Material, welches sein Gehänge und Glied gerade mal so aufnehmen konnte. Gehalten wurde es vorne von einem schmalen Hüftband, von dem aus zwei weitere dünne Bänder sich über das Gesäß an das untere Ende des Vorderteils zogen. Während vorne die deutliche Beule seiner Juwelen und seines Gliedes erkennbar waren, blieben die Einzelheiten diskret verdeckt – zumindest aus der Entfernung. Sein knackiger Hintern dagegen konnte durch die beiden

Bänder in keinster Weise verdeckt werden, sie betonen ihn vielmehr noch zusätzlich. Als er so da stand, bemerkte er aus den Augenwinkeln, wie die Frau aus der Dusche um die Kästchen in ihrer Reihe bog und ihn mit weit aufgerissenen Augen anstarrte. Dann drehte sie sich langsam um und flüsterte ihrem Mann etwas zu, der offensichtlich nicht reagieren wollte. In diesem Moment wurde auch die Blondine auf ihn aufmerksam und blickte ihn lüstern an. Ihre Lippen formten sich zu einem lautlosen Pfiff während sie ihn eingehende von oben bis unten musterte.

Zwischenzeitlich hatte auch Desiré ihr knappes rotes, mit feinen Spitzen verziertes Höschen angezogen. Auch das Oberteil bestand aus recht wenig mit Spitzen verziertem feinem Stoff, der ihren schönen Busen voll zur Geltung brachte und ihn leicht anhob. Der zarte Hauch von Nichts betonte ihre weiblichen Rundungen perfekt, verdeckte jedoch die intimen Stellen diskret. Diesmal fielen den Herren die Augen aus den Köpfen. Besonders der junge Mann tat Paul schon fast leid. Sein hoch roter Kopf schien förmlich zu explodieren, als er schnell seine Sachen zusammen raffte und mit einen kurzen „Tschüss" aus der Umkleide stürzte. Mit einer leicht nach vorne gebeugten Haltung versuchte er die deutlich sichtbare massive Erektion in seiner Hose zu kaschieren. Die beiden älteren Herren musterten sie sichtlich mit Genuss, ohne jedoch aufdringlich zu erscheinen. Sie lächelten wohlwollend und zogen sich dann diskret zurück. Nur die Blondine schaute etwas genervt. Offenbar war ihr klar geworden, dass sie hier keine Chance hatte. Kurz darauf verließen Desiré und Paul die Saunaanlage und gingen zu ihrem Auto. Am dunklen Parkplatz bemerkten sie im Schein einer Laterne einen blauen VW-Golf, in dem der junge Mann saß. Mit geschlossenen Augen und verkniffenem Gesicht presste er den Kopf nach hinten während sein Körper leicht bebte. Seine Hände waren ganz offensichtlich in seinem Schoß schwer beschäftigt.

In ihrem Auto sahen sich Desiré und Paul an und mussten beide amüsiert lachen. „Na, das war doch eine Show. Mal ganz ehrlich, hat es dir auch wirklich Spaß gemacht, dich so frei zu zeigen, obwohl dich die anderen Männer teilweise so angestarrt haben?", fragte Paul.

„Ich bin auch etwas erstaunt über mich. Anfangs hatte ich irgendwie ein ungutes Gefühl, aber das hat sich schnell gelegt. Nur der Junge kam mir etwas komisch vor. Der war immer um uns herum, er hat uns fast verfolgt, wurde aber nie zudringlich oder irgendwie ausfällig. Die beiden Älteren waren cool. Die haben mich schon vorher immer wieder beobachtet, aber nicht anzüglich und es hat mir irgendwie geschmeichelt. Am besten waren aber die beiden Frauen zum Schluss. Denen sind ja praktisch die Augen rausgefallen, als sie dich in deinem String gesehen haben. Das hat ihnen den Rest gegeben."

„Ja aber du hast Blondie dann eine kalte Dusche versetzt mit deinem sexy Outfit, da hat sie sofort kapiert, dass sie nichts zu melden hat. Und der Kleine hat mir richtig leidgetan, den hast du ganz schön fertig gemacht, mein heißer Feger. Sollten wir ruhig öfters machen. Wie wäre es eigentlich mal mit einem FKK-Strand? Waren wir auch schon lange nicht mehr."

Lachend fuhren Sie nach Hause zurück. Vorher schauten sie aber noch in ihrer Lieblingspizzeria vorbei, welche direkt auf ihrem Weg lag. Bei einem Glas Lambrusco schaute ihr Paul tief in die Augen und meinte: „Du warst heute echt super drauf. Hat mich echt angemacht, wie dir die Männer scharenweise erlegen sind. Und auch Blondie hat gleich gemerkt, was ich an dir habe. Was hältst Du davon, wenn wir mal so einen richtig scharfen Urlaub machen. Da kennt uns keiner und da könnten wir uns ungezwungen austoben."

„Ja, warum nicht, finde ich gut und vielleicht könnten wir da auch mal endlich unser Freiluft-Ding durchziehen. So am Strand, unter den Sternen, ganz ungezwungen, das wäre doch heiß."

„Freiluft-Ding, ach ja das steht immer noch aus. Beim letzten Versuch hatten wir immer Angst, dass uns ein Jäger erwischt, das hat mich echt angetörnt. Mal sehen vielleicht finden wir was, wo uns das nicht passieren kann. Wie wäre es mit einem FKK-Urlaub?".

„Ostsee, nee das ist mir zu kalt da hol ich mir ne Blasenentzündung. Dann ist es vorbei mit dem Spaß und den ganzen Urlaub nur noch Blasen, davon hab ich nichts. Komm lass uns zu Hause mal im Internet gucken, was es da so an Alternativen gibt."

Zu Hause angekommen, verräumten sie zuerst ihre Sauna Utensilien, füllten die Waschmaschine und setzten sich dann in ihrer Unterwäsche auf das Sofa. Paul nahm sein Tab zur Hand und Desiré startete ihr Notebook. Es dauerte nicht lange bis sie fündig wurden. „Hey schau mal, das gibt's ein FKK-Resort in der Karibik, und noch eins in Mexiko, die sehen super aus. Laut Beschreibung laufen da alle nackt rum." präsentierte Desiré stolz ihre ersten Ergebnisse.

„Ja, ich bin hier in einem Forum, da geht es auch um solche FKK-Resorts. Auf Lanzarote und Fuerteventura soll da so einiges los sein. Auch Kroatien wird empfohlen. Oha, einer warnt hier vor

Sex am Strand, das kann dort empfindlich teuer werden, bis zu 75.000 Euro wenn sie dich erwischen. Das ist dann aber nichts für unser Freiluft-Ding, das törnt mich mehr ab als ein Jäger."

Nach einer Stunde intensiver Suche legte Paul sein Tab zur Seite und sah Desiré fragend an: „Was verstehen wir eigentlich unter einem heißen Urlaub? Sonne, Strand, nackt herumlaufen und sich begaffen lassen? Oder wollen wir unser Freiluft-Ding mal so richtig durchziehen und das nicht nur so als kurzen Quickie in einer versteckten Ecke?".

„Auf was willst Du raus?", fragte Desiré zurück.

„Soweit ich das hier verstanden habe, liegt der Altersdurchschnitt bei den FKK bzw. Nudisten Resorts deutlich über 50 und da kann es teilweise recht spießig zugehen. Die nehmen ihr FKK von der philosophischen Seite und die hat wenig bis gar nichts mit Sex zu tun. Außerdem sind die recht gesellig und familiär unterwegs – mit Kindern und allem Drum und Dran. Wenn wir uns da am Strand gegenseitig verwöhnen, könnte es Ärger geben und dazu hab ich keine Lust."

„Nun ja, wenn du mich so direkt fragst, erwarte ich mir schon, dass du es mir täglich mindestens einmal ordentlich besorgst. Und wenn Blondie vorbei stolziert und dich heiß macht, will ich deinem besten Stück gleich zeigen wer hier die Herrin im Hause ist. Dann gibt's heiße Ohren bis nichts mehr steht – wenn du verstehst was ich meine."

„Und wie ich dich verstehe, du möchtest dich also jederzeit an mir vergreifen können und erwartest auch, dass ich dich ordentlich bediene wann immer du Lust hast und heiß bist. OK, dann sind wir aber auf einer anderen Schiene unterwegs. Dann nennt sich das nicht FKK sondern Swinger-Resort."

„Swinger? In einen Swinger-Club? Aber das Thema hatten wir doch schon." warf Desiré verdutzt und leicht säuerlich ein. „Nein, ich hab keine Lust mich von anderen betatschen zu lassen, mit ihnen rum zu machen, oder dir dabei zuzusehen, wie du mit anderen Frauen vögelst. Das ist mir zu steil, dazu bin ich nicht bereit." Setzte ihren süßen Schmollmund auf und lehnte sich zurück.

Zärtlich nahm er sie in seine Arme und küsste sie. „Nein nicht die hard-core Variante, das nennt sich auch Lifestyle Ressort. Es gibt da offensichtlich einige die nehmen nur Pärchen und legen Wert auf eine diskrete Atmosphäre in der alles erlaubt ist, aber nichts passieren muss. Wenn ein Pärchen unter sich bleiben will ist das seine Sache. Weil es nur Pärchen sind, gibt's da auch keine Spanner, die uns den ganzen Tag verfolgen könnten, um sich einen runter zu holen, wenn wir unser Freiluft-Ding durchziehen. Was allerdings schon passieren könnte, ist, dass sich ein anderes Pärchen so angetörnt fühlt, dass sie gleich neben uns ebenfalls zur Sache kommen oder uns einfach nur zusehen. Solange es uns nicht stört, dass wir immer wieder mal über andere Pärchen in voller Aktion stolpern, können wir unser Ding jederzeit und überall durchziehen wann immer wir gerade Lust haben. Was wir machen und mit wem wir es machen entscheiden ganz allein wir beide zusammen. Na, was hältst du davon?".

„Klingt schon besser. Anderen beim Sex zu zusehen, das könnte durchaus anregend sein. Wenn die uns beobachten, wäre mir das glaube ich auch egal. Wenn du mich so richtig in Fahrt gebracht hast, kriege ich es sowieso nicht mehr mit und dann können die meinetwegen machen was sie wollen, solange sie uns in Ruhe lassen. Du meinst also, wenn Blondie vorbei schleicht, kann ich ihr gleich den Marsch auf deiner Pfeife blasen und wenn mir einer zu tief zwischen meine Schenken sieht, kannst du ihm mit deinem Lustknüppel gleich zeigen wie hier die Besitzverhältnisse sind? Also so ein richtig heißer Sex-Urlaub, in dem wir es wie die Karnickel treiben können. Wenn du das durchhältst, bin ich dabei. Klingt fast zu schön um wahr zu sein". Mit einen tiefen Blick in seine Augen küsste sie ihn, während ihre Hand nach seinem bereits erigierten Glied tastete, „Ola, dein Kleiner freut sich offensichtlich auch schon drauf. Komm, lass uns ins Bett gehen, ich möchte einen Urlaubs-Vorschuss".

Langsam stand sie auf und zog ihn vorsichtig an seinem Ständer hinter sich zum Schlafzimmer. Dort warf sie sich auf das Bett und stöhnte „Nimm mich Tiger!".

Beim Frühstück am nächsten Morgen sagte Paul: „Du, ich habe mir das mit dem Swinger Urlaub noch einmal überlegt und..."

„Willst du jetzt einen Rückzieher machen?", protestierte sie.

„Nein ganz und gar nicht. Ich möchte nur sicherstellen, dass es ein unbeschreiblich schöner Urlaub wird, den wir nie vergessen werden. Ich glaube, wir sollten uns ein paar Regeln zurecht legen und klar vereinbaren was wir wollen und was nicht. Ich möchte vermeiden, dass wir von der Situation überrollt werden und uns dann gegenseitige Vorwürfe machen". Sie fand die Idee gut und so diskutierten sie lange und intensiv. Schließlich legten sie folgende sechs Regeln fest:

1.) Codewort für sicheren Ausstieg = „Andromeda". Egal was passiert, dieses

Wort ist ein Hilfeschrei, der bedeutet „Hilfe, hole mich sofort hier raus!".

2.) Nein heißt Nein und wird auch nicht weiter diskutiert – muss im Fall des Falles auch (gemeinsam) anderen gegenüber durchgesetzt werden. Dieses Nein bezieht sich nicht nur auf die eigenen Aktionen sondern soll auch verhindern, dass der andere etwas tut, was man nicht möchte.

3.) Kein Sex mit Dritten. Appetit kann man sich zwar holen, gegessen wird zu Hause.

4.) Alles wird gemeinsam gemacht – es gibt keine Heimlichkeiten und keine Einzelaktionen.

5.) Es kann über alles geredet werden – nicht vor anderen.

6.) Was im Urlaub passiert, bleibt auch dort, es wird nichts mit nach Hause genommen – vor allem keine Bekanntschaften.

Die Liste war anfänglich deutlich länger. Sie einigten sich jedoch darauf, dass sich vieles davon mit diesen einfachen Regeln ganz von selbst ergeben würde, und dass sich weniger Regeln auch besser einhalten ließen. Beide waren mit dem Ergebnis zufrieden und freuten sich schon auf die Vorbereitungen und den eigentlichen Urlaub. Bis dorthin mussten sie ja noch einiges organisieren. Zudem mussten sie auch intensiv an Pauls Kondition arbeiten – die Karnickel-Vorlage machte ihm zu schaffen, er wollte seine geliebte Desiré schließlich nicht enttäuschen.

Der Club 10.000

Heute ist es endlich soweit, der Flieger geht um 22:30. Zu Hause ist bereits alles vorbereitet, die Wohnung frisch geputzt, damit sich die Nachbarin beim Blumen spritzen nicht beschweren kann. Alle Spielsachen sind versteckt oder eingepackt – gehen die Nachbarin schließlich nichts an und auch auf der Reise kann man mal Abwechslung gebrauchen. Frisch geduscht erfolgt noch einmal eine letzte Kofferkontrolle.

„Ist das wirklich alles? Es kommt mir so wenig vor" fragte Desiré, „normalerweise bin ich knapp am Gepäcklimit und jetzt haben wir gerade einmal einen Koffer gemeinsam und der kommt nicht einmal ganz an die 20 kg heran."

Paul umfasst sie zärtlich von hinten und haucht ihr ins Ohr „Aber Schatz, wir brauchen doch nichts. Das ist ein „clothing optional Resort" da können wir so herumlaufen wie wir sind, ganz ungezwungen oder nur mit einem Hauch von nichts. Die paar Sachen für den Flug, einen Ausflug und zum Abendessen tragen da nicht groß auf. Und wenn wir wirklich noch was brauchen, gibt's sicher einen Shop wo wir alles bekommen. Hauptsache, du hast deine heißen Sachen für den Abend und den Sonnenschutz mit – ich möchte nicht, dass wir uns einen Sonnenbrand an den empfindlichen Stellen holen..." dabei glitten seine Hände nach unten zwischen ihre Beine bis zu ihrem glatt rasierten Venushügel.

Als er seinen Mittelfinger sanft weiter nach unten bewegte, hörte er, wie sie die Luft mit einem hörbaren Zischen durch Ihre Zähne lustvoll einsog, während Sie ihm ihren Unterleib entgegen streckte. Mit leicht kreisenden Bewegungen massierte er den oberen Teil ihrer Spalte, an der Stelle wo sie es so liebte. Rhythmisch bewegte sie sich zu seiner Massage und genoss dieses Vorspiel. Nun begann er seinen Finger in der Spalte weiter nach unten zu schieben, und fühlte die Feuchtigkeit zwischen ihren Beinen. Als er am tiefsten Punkt angelangt war, krümmte er seinen Finger leicht nach oben und begann wieder mit kreisenden Bewegungen. Erst zog er weite Kreise, dehnte ihre Schamlippen dabei weit auseinander, massierte sie zwischen Mittel- und Zeigefinger, während sein Daumen das obere Ende ihrer Spalte verwöhnte. Dann begann er die Kreise enger zu ziehen und tastete sich vor auf das glitschige Zentrum, aus dem ihre Ekstase schon in Strömen zu fließen begann.

Sie spürte seine Finger am Zentrum ihrer Lust und sie wollte mehr, Sie öffnete ihre Beine und schob ihren Unterleib diesen lüsternen Eindringlingen entgegen. Sie versuchte, sie in sich aufzusaugen und spürte wie er bereits leicht in sie eindrang und mit ihren inneren Schamlippen spielte. Sie war heiß und gierig. Sie stütze sich mit Ihren Händen an der Kommode ab und reckte ihm ihr Hinterteil entgegen. Er lag auf ihrem Rücken, eine Hand zwischen ihren Beinen, die andere an ihrem Busen und spielte mit ihrem harten Nippel. Sie liebte diese Fingerspiele, aber sie wollte mehr und sie spürte ihr Verlangen, wie es gegen ihr Gesäß drückte. Hart und steif, bereits zu voller Größe angewachsen, spürte sie es, aber leider an der falschen Pforte. Als sie mit ihrer rechten Hand nach hinten fuhr um es zu umfassen und an die richtige zu leiten, drehte sich Paul geschmeidig zur Seite, entwand sich ihrem Griff und küsste sie innig auf den Mund. Seine Zunge drang tief in sie ein und spielte mir ihrer, dass es ihr fast den Atem nahm.

Dann legte er zärtlich seinen Zeigefinger auf ihren Mund. Er war feucht und roch nach ihre eigene Lust. Sie öffnete ihren Mund und saugte ihn ein. „Es wird Zeit..." sagte er mit einem neckischen Lächeln auf den Lippen, „... stell dir vor, wir sind am Pool und zwei Pärchen in den späten 60'ern sehen uns lüstern zu..."

„Du bist gemein, ist mir doch egal. Erst heiß machen und dann kalt abservieren, das fängt ja schon gut an. Na warte, das gibt Rache..." schwungvoll ließ sie sich auf die Knie sinken und nahm seine steife Rute so fest in die Hand, dass er kurz aufstöhnte. Dann schlossen sich ihre Lippen um den heißen roten Kopf und ihre Zunge spielte lüstern mit dem empfindlichen Rand. Sie wusste, dass ihn das anmachte, so richtig heiß und richtig schnell. Saugend bewegte sie ihre Lippen am pulsierenden Schaft entlang, ihre Zunge setzte das Ritual fort während sie sich mit der anderen Hand zwischen die Beine fuhr und ihren Kitzler zu reizen begann. In schnellen kreisenden Bewegungen trieb sie sich auf den Höhepunkt zu. Ihr Finger glitt in schnellen Bewegungen vom Kitzler zum nassen Eingang ihrer Begierde vor und zurück, schneller und intensiver steigerte sie ihre Lust. Dabei achtete sie genau auf ihr Opfer in ihrem Mund. Sie spürte wie es immer heißer und praller wurde, es begann zu beben und sie wusste, dass er gleich kommen würde. Mit einer letzten kurzen heftigen Bewegung ließ sie von ihm ab. Heiß, Rot und feucht stand er wie ein Baum vor ihr, leicht schwankend und zum Anbeißen lecker.

„Ja es wird Zeit, mach's Dir doch selber..." zischte sie süßlich während sie sich aufrichtete und mit weit auf gespreizten Schenkeln auf die Kommode setzte. Ihre Hand noch immer in schnellen Bewegungen zwischen ihrem Schamlippen vor und zurück gleitend, ihr Lustzentrum reizend, spürte sie wie die Lust in ihr auf den ersehnten Orgasmus zusteuerte.

Jetzt war es Paul der verdutzt und etwas enttäuscht schaute, das Angebot aber schnell verstand. Mit ein paar schnellen Bewegungen seiner rechten Hand massierte er sein steifes Glied und richtete dabei dessen einsames Auge auf ihren triefenden Schambereich während sie sich gegenseitig tief in die Augen sahen. Mit einem lauten lustvollen Stöhnen kam es ihm und er spritze seine Lust direkt in ihre weit geöffnete Vulva, welche sie ihm gekonnt mit zwei Fingern aufgespreitzt entgegen reckte. Sie spürte den heißen Saft, der wie Lava auf ihren empfindlichen Bereich klatschte, ein, zwei, dreimal spürte sie den heißen Schwall und verteilte ihn mit ihren flinken Fingern als es auch ihr kam. Der Orgasmus kam intensiv, als Welle die sich von ihrer Klitoris in ihr Inneres ausbreitete. Als er schon abebben wollte, spürte sie wie etwas Weiches gegen ihre Klitoris geschlagen wurde, und sie sich noch einmal aufbäumen ließ. Mit festen aber sanften

Schlägen trieb er sie noch einmal zu einem Orgasmus, der sie wie ein Nachbeben durchflutet. Dann sank sie in seine Arme und sie küssten sich tief und innig.

„Jetzt wird's aber wirklich langsam Zeit, sonst verpassen wir noch den Flieger und dann wird nichts aus dem Urlaub, also nochmals ab unter die Dusche."

Der Check-In war erledigt, jetzt kam der langweilige Teil, das Warten auf das Boarding, das einem immer wie eine kleine Ewigkeit vorkam.

„Lass uns dort in die kleine Bar gehen und etwas trinken, die sieht kuschelig aus" sagte Desiré und hüpfte fröhlich in die Richtung eines Irish-Pubs.

Es lag etwas abseits vom allgemeinen Rummel in einer Ecke, fast schon diskret mit leicht schummriger Beleuchtung. Sie setzten sich an einen der relativ hohen kleinen runden Tische. Die Hocker waren bequemer als sie auf den ersten Blick aussahen. Gleich darauf kam eine hübsche junge Bedienung in einem recht kurzen Minirock, der bei jedem Schritt mit ihren schwingenden Hüften leicht rauf und runter wippte und einer engen Bluse, welche trotz der geschlossenen Knöpfe ihren Inhalt nur schwer verstecken konnte. Offensichtlich gefiel es ihr jedoch, da sie sich beim Aufnehmen der Bestellung leicht nach vorne beugte und damit sehr aufreizend ihre Qualitäten präsentierte. Als sie wieder ging, blieben Pauls Augen an ihr hängen. Nun rutschte Desiré mit ihrem Hocker eng an ihn heran, schob ihre Hand auf seinen Oberschenkel und drückte fest zu.

„Nicht vergessen: Regel 3 – Appetit kannst du dir holen, aber gegessen wird zu Hause!". Dann küsste sie ihn und schob dabei ihre Zunge tief in seinen Mund und ihre Hand zwischen seine Schenkel. Er genoss es und schmiegte sich an sie.

Dabei fiel sein Blick auf ein Pärchen, welches etwas abseits in einer einsamen Ecke saß. Auch sie küssten und schmiegten sich an einander. Sie waren in etwa in ihrem Alter und von ihrer Statur, vielleicht einen Tick jünger. „Fast so wie wir" flüsterte er.

„Ja, habe ich auch schon entdeckt, aber wirklich nur fast. Sieh mal genauer hin." hauchte sie in sein Ohr.

Zuerst verstand er nicht, was sie meinte, dann aber fiel ihm auf, dass sie aus ihrer leicht versetzen Perspektive einen besseren Blickwinkel hatte und er erkannte auf was sie anspielte. Vorsichtig rutschten sie mit ihren Hockern etwas weiter, damit sie beide besser erkennen konnten was da vor sich ging.

Der Mann saß mit dem Rücken zum Rest des Lokals. Gleich neben ihm standen ihre beiden Trollies mit ausgefahrenen Griffen über welche sie ihre Jacken gehängt hatten. Zusammen mit seinem Rücken schirmten sie damit den Tisch, oder vielmehr das was sich darunter befand, recht gut ab. Nur sie beide konnten erkennen was unter dem Tisch vor sich ging. Während sich das Pärchen nach außen erkennbar nur innig küsste, spielten ihre Hände fast unsichtbar unter dem Tisch ihr eigenes Spiel. Er hatte ihren kurzen Rock etwas nach oben geschoben, sodass er bequem die Innenseiten ihrer Schenkel streicheln konnte, was sie ganz offensichtlich sehr genoss. Sanft fuhr er mit seiner Hand auf der Innenseite ihren Schenkel vor und zurück, wie weit konnte man nur erahnen. Ihrem wohligen Gesichtsausdruck war jedoch zu entnehmen, dass er es offensichtlich verstand sie an den richtigen Stellen zu reizen. Was man jedoch deutlich erkennen konnte und was Desiré offensichtlich meinte, waren ihre Fingerspiele. Sie hatte sein steifes Glied in beide Hände genommen und massierte es indem sie mit einer Hand langsam den langen Schaft entlang fuhr, während ihre zweite Hand mit kraulenden Bewegungen etwas tiefer beschäftigt war. Langsam, vorsichtig und zärtlich bewegte sie ihre Finger, was ganz offensichtlich Wirkung zeigte. Der Mann begann leicht zu zucken und sein unterdrücktes Stöhnen drang kaum hörbar herüber. In diesem Moment glitt seine Begleiterin elegant und flink unter den Tisch und nahm den Purpur glänzenden Kopf seines besten Stückes in ihren Mund. Sanft umschlossen ihn ihre Lippen, er lehnte sich kaum merkbar zurück und schloss die Augen. Zuerst durchzog eine Anspannung seinen ganzen Körper und dann konnte man erkennen, wie er sich genüsslich entspannte, während sie saugend und lutschend seinen Schaft mit geschlossenen Augen liebkoste.

„Jetzt saugt sie ihn aus, ganz aus, bis auf das letzte Tröpfchen" hauchte Desiré in Pauls Ohr. „Macht dich das an, gefällt es dir, ihnen dabei zu zusehen? Möchtest du an ihrer Stelle sein? Möchtest du, dass ich dich auch so verwöhne?".

Sie spürte wie die Beule in seiner Hose wuchs und kannte die Antwort – ja, genau dafür hatten sie diesen Urlaub gebucht.

In diesem Moment schlug die Fremde ihre Augen auf und blickte kess unter dem Tisch hervor. Offensichtlich hat sie ganz genau bemerkt, dass ihr Treiben beobachtet wurde, aber es hat sie nicht gestört, vielleicht war es sogar der entscheidende Kick gewesen, dass sie unter den Tisch glitt. In ihrer tiefen Hocke hatte sie beide Schenkel weit gespreizt und drehte sich leicht zu ihnen hin und zeigte ihnen damit kurz ihren entblößten Schambereich, bevor sie ihre Schenkel langsam schloss – sie trug kein Höschen unter ihrem kurzen Rock, der ihr bis zu den Hüften hoch gerutscht war. Sie öffnete Ihren Mund leicht und bewegte ihre Zunge sanft auf der leuchtend roten Spitze ihres Lustobjektes, während sie Desiré und Paul tief in die Augen sah, ganz so als ob sie sagen wollte: „So, und jetzt seid ihr an der Reihe."

Während sie mit einem breiten Lächeln aufstand und ihren Rock zurecht zupfte, schob er sein bestes Stück zurück in seine Hose und schloss diese wieder. Als er sich verstohlen umsah, bemerkte er seine Beobachter und die Schamesröte schoss ihm ins Gesicht. Sie nahm es in beide Hände und küsste ihn zärtlich, ganz so als ob sie in trösten wollte.

„Wow, das war ja eine anregende Vorstellung. Und wie cool die reagiert hat, als sie bemerkte, dass wir sie beobachteten." Paul war sichtlich angeregt.

„Ja und sie hat jeden Moment genossen. Ich glaub nicht, dass wir das so hin bekommen hätten, zumindest hätte ich meine Beine gleich geschlossen und nicht alles her gezeigt, was dich ja offensichtlich ganz besonders angeregt hat. Jetzt reg dich erst mal wieder ab, wir müssen gleich zum Gate und Deine Hose ist fast am Platzen, oder willst du schon hier am Flughafen allen zeigen wie sehr du in Stimmung bist? Er hat das Problem nicht mehr, elegant gelöst sag ich nur." Lächelnd nippte sie an ihrem Drink und klimperte vielversprechend mit ihren Wimpern. „Mit so einem kurzweiligen Unterhaltungsprogramm würde ich gerne öfters auf das Boarding warten".

Der Flieger war mäßig gebucht, zahlreiche Plätze waren noch leer, sodass auch der dritte Platz in ihrer Reihe leer blieb. Sie saßen in etwa in der Mitte der Maschine, was bei dem langen Flug recht angenehm war, hielt sich doch der Strom an vorbei schlendernden Toilettenbenutzern in Grenzen. Das Alter der Passagiere war eine bunte Mischung zwischen 20 und 70 Jahren, großteils Pärchen und auffälliger Weise keine Kinder. Kurz nach dem Start wurde ein durchaus ansprechendes Abendessen serviert, zu dem sie Rotwein und Wasser als Getränke auswählten. Als es wieder abgeräumt und die Tax-Free Shopping Tour erledigt war, boten die Stewardessen Decken und zusätzliche Kissen an, und das Licht wurde gedämmt. Einige Passagiere nutzten die Gelegenheit und verteilten sich auf bisher freie Plätze. Der Bildschirm zeigte an, dass der Flug insgesamt ca. 8 Stunden dauern sollte und sie davon noch 6,5 vor sich hatten.

Auch Desiré und Paul machten es sich nun gemütlich auf ihrer 3'er Kombi. Die Mittellehnen hatten sie hochgeklappt und so stand ihnen eine komfortable Liegefläche zur Verfügung. Während sich Paul zwei Polster hinter den Rücken zum Fenster hin klemmte, kuschelte sich Desiré mit dem Rücken an seine Brust. Sie breiteten ihre Decke über sich aus, genossen das sanfte Schaukeln der Maschine und sahen sich einen romantischen Film aus dem angebotenen Unterhaltungsprogramm an. Irgendwann schliefen dann beide ein.

Als Desiré wieder aufwachte, zeigte der Info-Bildschirm, dass sie noch ca. 2,5 Stunden bis zu ihrem Ziel hatten. Das gedämpfte indirekte Licht wirkte fast wie Kerzenschein. Zusammen mit dem leichten Vibrieren der Flugzeugmotoren erzeugte das eine sehr angenehme, erotische Atmosphäre. Es war sehr ruhig und Desiré war schon wieder am Einschlafen, als sie bemerkte, dass sich das zärtlich im Uhrzeigersinn kreisende Streicheln auf ihrem Bauch langsam unter ihrer Bluse nach oben schob bis es ihre Brüste erreichte und diese durch den BH zu massieren begann. Ihre Brustwarzen richteten sich auf und die Bewegung des Stoffes verstärkte den Reiz zusätzlich. Eine zweite Hand begann nun ihre Erkundungstour in die entgegen gesetzte Richtung. Wieder ausgehend von ihrem Bauch schob sie sich sanft kreisend nach unten. Über ihren Venushügel hinweg zu ihren Schenkeln. Dort spreizte sich die Hand und sie spürte wie gleichzeitig ein Teil über die linke und ein anderer über die rechte Innenseite ihrer Schenkel strich. Durch die streichelnden Bewegungen schob sich ihr feiner Rock langsam nach oben und es dauerte nicht lange, bis die Finger über ihre nackte Haut strichen und den Stoff ganz nach oben schoben. Bei ihrem Rückweg nach unten erkundigten sie das

Terrain vorsichtig – es war nackt, ohne weitere Verhüllungen. Wie vereinbart trug Desiré keinen Slip, nur den dünnen Rock und selbsthaltende Strümpfe. Das war der Moment, auf den der Mittelfinger gewartet hat. Langsam senkte er sich, während sich die Hand wieder nach unten schob und Zeige- und Ringfinger die weiche Haut massierten. Zielsicher bewegte sich der Mittelfinger zwischen die weiche Hautspalte und spürte eine wohlig aufsteigende Wärme. Sanft und zärtlich bewegte sich die Hand vor und zurück, der Mittelfinger hob und senkte sich dabei während Zeige und Ringfinger die heißen Lippen auf ihrer Innenseite massierten und leicht auseinander drückten. Dadurch hatte der Mittelfinger freie Bahn und konnte in die Tiefen der Spalte vordringen. Desiré spürte die aufsteigende Hitze je tiefer er vordrang. Er spürte auch die Feuchte welche aus einem Zentrum zu quellen schien, wenn er es mit seinem Mittelfinger reizte.

Auch er genoss diese Massage er liebte es, mit seinem Finger in ihrer Lustspalte auf und ab zu fahren bis sie vor Nässe nur so zu triefen begann und ihr Atem stockend wurde. Jetzt verweilte er am oberen Ende der Spalte und knetete es sanft zwischen Zeige- und Mittelfinger bis er eine kleine Knospe spürte. Klein rund und zerbrechlich. Das Stöhnen wurde heftiger je mehr er diese Knospe reizte. Ein kurzer Abstecher mit dem Mittelfinger nach unten um etwas von der dortigen Nässe mit nach oben zu bringen, mehr und mehr, es war genug davon da.

Desiré spürte wie das Blut in ihre Schamlippen und ihre Klitoris schoss, sie spürte auch wie die Nässe aus ihrer Vagina drang und langsam nach unten zwischen ihre Gesäßbacken floss. Ein heißer Fluss von Begierde, wie Lava strömte er aus ihr heraus. Da war er wieder dieser Finger, der einen Teil des Stromes nahm und nach oben zu ihrer Klitoris führte und auf ihr verteilte. Dann massierten zwei Finger diese empfindliche Knospe und ließen sie erbeben. Die Feuchte tat gut, es fühlte sich absolut gut an. „Nicht aufhören, nur nicht aufhören, fester fester..." wollte sie heraus schreien, presste jedoch die Lippen fest aufeinander, um niemanden auf sie aufmerksam zu machen. Jetzt von einer Stewardess gestört zu werden, könnte sie nicht aushalten. Zuckend bäumte sie ihren Unterleib auf, wieder und wieder. Mit ihrer eigenen Hand presste sie die von Paul fest gegen ihre Scham und bewegte sie rhythmisch auf und ab. „Nein, nicht aufhören, nicht, ich will es jetzt, ich will, ja kommt, mach's mir, fester, fester..." ging es ihr durch den Kopf als sie diesen mit geschlossenen Augen hin und her warf. Ein letztes intensives Aufbäumen und da war er, ein Orgasmus wie sie ihn bisher noch nicht erlebt hatte. Er kam in Wellen, wieder und wieder, der Mittelfinger leistete ganze Arbeit und trieb sie von Welle zu Welle. Jetzt gehörte sie zum erlesenen Club 10.000, sie hatte ihren ersten Orgasmus in einer Höhe von 10.000 m erlebt und er war gewaltig gewesen. Das war einer der Träume, die sie an diesen Urlaub geknüpft hatte. Paul hatte es nicht vergessen und sie war ihm unendlich dankbar für dieses einmalige Geschenk.

Als sie wieder in Pauls Schoss zurück glitt, küsste er sie von oben mit einem breiten Grinser im Gesicht. Was war los, warum grinste er sie so an? Hat sie vielleicht doch laut geschrien? Nein, dann wäre sicher die Stewardess aufgetaucht oder andere Passagiere würden herumstehen. Als sie seinen Blicken folgte, musste sie sich aufrichten und bemerkte erst jetzt, dass ihre Decke herunter gefallen war. Sie sah seine Hand noch immer auf ihrem Venushügel liegen und spürte die sanften Bewegungen seines Mittelfingers in ihre feuchten Spalte. Während sie nach der Decke griff sah sie auf die ihnen gegenüber liegende 4'er Kombi. Die war doch anfangs leer gewesen. Jetzt saßen dort eng aneinander gekuschelt das Pärchen aus der Bar. Ebenfalls mit einem breiten Grinser im Gesicht. Sie blinzelte ihr schnippisch zu und hob ihrem rechten Daumen ganz so als wollte sie sagen „Sehr gut gemacht, jetzt sind wir quitt."

Desiré spürte wie sie rot wurde, hob die Decke über ihren Kopf und zischte leise „Wieso hast du mir nichts gesagt, kein Zeichen gegeben, das wir beobachtet werden?".

„Hab ich doch versucht, aber du warst so in Fahrt, und da hab ich mir gedacht, dass du mir böse bist, wenn ich dir dieses Vergnügen nehme. Ich glaube, sie saßen anfangs hinter uns und waren auf dem Weg zur Toilette als sie bei uns vorbei gekommen sind, kurz nachdem wir angefangen haben. Sie merkten gleich was los war und haben sich dann auf den freien Sitzen in Position gebracht. Das war ausgleichende Gerechtigkeit – erst hatten wir unseren Spaß ihnen zu zusehen und jetzt hatten sie ihren. Also ihnen hat es offensichtlich gefallen und ich fand es auch echt scharf. Der Urlaub fängt ja schon sehr gut an, bin schon gespannt wie das weiter geht. Sag nur du bist nicht auf deine Kosten gekommen?".

„Doch und wie, es war bombastisch, ich bin jetzt noch ganz nass und kribbelig, aber ich muss mich erst noch an diese öffentliche Art gewöhnen. Wenn ihr jetzt aber glaubt, dass ich dir jetzt noch vor ihnen einen blase, dann habt ihr euch aber geschnitten. Ende der Vorstellung."

„Das ist jetzt aber nicht dein Ernst, mein Bestes Stück möchte auch in den Club 10.000 aufgenommen werden." protestierte Paul, nahm ihre Hand und führte sie zwischen seine Beine, wo sie die gewaltige Beule spürte.

Geschickt öffnete sie seinen Hosenschlitz und schob ihre Hand hinein. „Oho der Kleine ist aber wirklich knapp vorm Explodieren, und meine Spalte ist noch immer heiß auf mehr. Also gut ich will keine Spaßbremse sein, aber nicht hier, die haben genug gesehen, lass uns zur Toilette gehen."

Vorsichtig erhoben sich beide und schlenderten langsam und möglichst unauffällig nach hinten in Richtung Toilette. Desiré drückte dabei ihr Gesäß gegen Pauls Schoß und rieb sich mit wiegenden Bewegungen an ihm, sodass er sich beherrschen sie nicht gleich hier am Gang von hinten zu nehmen.

Als sie endlich bei der Toilette ankamen, blieb keine Zeit mehr, sich verstohlen umzusehen, ob wohl niemand etwas bemerkte. Er öffnete die Tür mit einer Hand und schob sie gleich durch den sich öffnenden Spalt. Schnell schlüpfte er hinterher und schloss die Tür wieder, als sie sich zu ihm umdrehte. Sie schlang ihre Arme um seinen Hals und küsste ihn intensiv und leidenschaftlich. Ihre Zungen spielten während er ihr Becken anhob und sie auf den kleinen Waschtisch drückte.

Mit erfahrenden Griffen öffnete sie seine Hose ganz und schob sie herunter. Auch er hatte keinen Slip an - allzeit bereit hatten sie vereinbart. Während er ihren Rock hoch hob, führte sie sein Glied direkt an ihr Lustzentrum. Fast wie von selbst wurde es schmatzend eingesogen. Er musste keinen Widerstand überwinden. Tief drang er in sie ein, zog es noch einmal zurück und stieß es dann mit aller Kraft bis zum Anschlag in sie hinein. Sie spürte wie er in sie eindrang, hart, stark, pulsierend und heiß wie eine glühende Lanze. Sie bewegte ihr Becken in seinem Rhythmus vor und zurück, klatschend und schmatzend prallten Ihre Körper aufeinander. Sie wollte jeden Millimeter von ihm spüren. Sie liebten sich leidenschaftlich und intensiv. Getrieben von unbändiger Lust rammte er seine Lanze kraftvoll tief in sie hinein. Auch sie genoss dieses fast brutal wirkende Spiel in der engen Kabine. Mit jedem Stoß schoss ein Schwall ihrer Nässe aus ihrer Vagina heraus. Sie wusste, dass er jeden Moment kommen würde und auch sie war schon wieder so weit. Ein letztes Mal zog er sich weit zurück, stieß sein Glied mit voller Kraft tief in sie hinein und spritzte seine Lust tief und kraftvoll in sie. Die Ejakulation dauerte lange und war intensiv, er hatte das Gefühl dass dieser Orgasmus nicht enden wollte.

Sie spürte die feurige Explosion in ihr und sie entfachte eine Kettenreaktion von neuen Orgasmen in ihr. Keuchend genoss sie jeden seiner Stöße. Sie wusste nicht ob es sein oder ihr Saft war, der heiß und nass aus ihrer Spalte strömte und sich entlang ihrer Schenken seinen Weg nach unten bahnte. „Nicht aufhören, weiter, kommt stoß mich weiter..." hauchte sie in sein Ohr als sich sein Rhythmus zu verlangsamen begann.

„Ich kann nicht mehr, ich bin klatsch nass und mein letzter Tropfen läuft unsere Beine herunter. Aber es war unbeschreiblich, das müssen wir unbedingt wiederholen..." keuchte er erschöpft zurück.

Sie standen noch einige Minuten in inniger Umarmung und küssten sich, bis es leicht an die Türe klopfte und eine freundliche Stimme leise sagte: „ Es wird Zeit wieder die Sitzen einzunehmen, wir beginnen bald mit den Vorbereitungen zum Frühstück."

So gut es in der engen Toilette ging, wischten sie die Spuren ihres Vergnügens ab, ordneten ihre Kleidung, atmeten drei Mal tief durch und dann öffnete er langsam die Falttüre. Draußen war es noch dämmrig und es war niemand zu sehen. Vorsichtig traten sie in den Gang heraus und er schloss die Türe wieder leise hinter sich. Dabei fiel sein Blick auf die Stewardess im hinteren Teil der Küche. Sie lächelte ihn freundlich an, kam auf ihn zu und drückte ihm zwei kleine Fläschchen Rotwein samt Becher und ein paar Kekse in die Hand: „Zur

Stärkung und willkommen im Club." sagte sie mit einem Augenzwinkern und lächelte.

Der erste Lifestyle Tag

Die Landung und Einreise-Kontrollen verliefen reibungslos und schneller als erwartet. In der Eingangshalle des Flughafens wartete bereits ein Page mit einem Schild auf dem der Name ihres Resort stand. Er begrüßte sie freundlich und wies sie an, einen der beiden Shuttle Busse direkt vor dem Eingang zu besteigen. Sobald alle Gäste da sind, werde es direkt ins Resort gehen. „Eine kurze Fahrt von 20 Minuten" meinte er, „dann können sie sich entspannen und ihren Urlaub genießen."

Der Bus war modern, nicht zu groß, sehr sauber und mit Klimaanlage. Er machte einen richtig guten einladenden Eindruck. „Wenn der Rest des Resorts auch so ist, dann sind wir hier genau richtig" bemerkte Paul während er ihr Gepäck dem Fahrer übergab. Der Page hatte nicht zu viel versprochen, der Bus füllte sich schnell.

„Sind die alle aus unserem Flieger?", frage Paul.

„Ich glaube nicht. Bei der Gepäckausgabe waren noch drei andere Flieger auf der Anzeige. Obwohl ein paar Gesichter kommen mir irgendwie bekannt vor, einige werden wohl schon dabei sein. Soll uns aber nicht stören – du weißt schon, Regel 6."

Im Resort angekommen, wurden alle Gäste in der Lobby zu einen Begrüßungstrunk versammelt. Insgesamt waren 18 Pärchen im Alter von ca. 20 bis knappe 70 vertreten. „Eine bunte Mischung, finde ich gut, da liegen wir schön im Altersschnitt, " lachte Desiré, „oh sieh mal, die kennen wir doch von irgendwo" und zeigte auf ein ihnen sehr bekannten Pärchen, welches langsam auf sie zukam.

„Hallo ihr Beiden, ich bin Vanessa und das ist Alex", stellte sie sich vor.

„Ich bin Paul und das ist mein Frau Desiré. Wenn das nicht ein Zufall ist – oder sollte etwa Vorsehung im Spiel sein. Ich glaube da kommt noch einiges auf uns zu, bei der Einleitung." Alle lachten vergnügt und prosteten sich zu.

In einer kurzen Einführung durch den Concierge wurden sie darüber aufgeklärt, dass mit Ausnahme der Lobby, des Ballsaales und eines der beiden Restaurants der gesamte Rest der Anlage als „clothing optional" geführt wurde. Sogar der Speisesaal in welchem Frühstück und Abendessen serviert wurden, sowie die Disco war eingeschlossen. Dort konnten sie sich kleiden wie sie wollten oder einfach nackt auftreten. Das zweite Restaurant grenzte direkt an die Lobby und war auch für externe Gäste zugänglich. In das Resort selbst durften nur eingetragene Gäste.

Paul sah sich um und beobachtet die anderen Gäste. Offensichtlich kannten einige das Resort und diese Einführt bereits, da sie nach ihrem Drink gleich zur Rezeption gingen. Ein junges Mitte 20'er Pärchen interessierten sich nur für einander und küssten sich leidenschaftlich, während er mit einer Hand ihren Busen massierte. Zwei Männer in den 50'ern musterten alle weiblichen Gäste, während ihre Frauen den Ausführungen des Concierge lauschten. Als dieser zum Thema freizügiger

Umgang unter den Gästen kam, stieg die allgemeine Aufmerksamkeit. Sogar das junge Pärchen sah auf.

„Bitte beachten Sie, dass wir ein ausgewiesenes Lifestyle und kein FKK oder Nudisten Resort sind. Die Mehrzahl unserer Kunden kommt zu uns, um hier ihre sexuellen Vorlieben auszuleben. Sex spielt somit eine wesentliche Rolle in ihren Erwartungen und wird teilweise auch öffentlich praktiziert." Der Concierge ließ seine Worte kurz wirken und setzte dann fort: "Um dennoch ein ausgeglichenes Nebeneinander sicher zu stellen, ersuchen wir sie, exzessiven öffentlichen Sex im Bereich des Haupt-Pools mit der Poolbar sowie seinen Liegeflächen zu vermeiden. Dafür stehen ihnen unsere beiden Neben-Pools sowie die Rasenflächen zur Verfügung. Am Strand gibt es einen ausgewiesenen Bereich, er befindet sich rechts vom Steg, in welchem wir sie ebenfalls um Rücksicht ersuchen. Keinesfalls dulden wir öffentlichen Sex im Bereich des Hauptgebäudes, dem Restaurant, der Disco und des Speisesaales. Sie werden sehen, dass ihnen die gesamte Anlage zahlreiche diskrete Rückzugsmöglichkeiten bietet, in welchen sie ihre persönliche Vorlieben ausleben können. Abschließend noch die zwei wichtigsten Regeln in unserem Resort."

Wieder legte er eine künstlerische Pause um seinen nachfolgenden Worten mehr Gewicht zu verleihen: „Erstens: ihre persönliche Freiheit endet dort, wo sie Andere in deren Freiheit eingrenzen oder diese sich massiv gestört fühlen. Grobe Rücksichtlosigkeiten und Pöbeleien werden von uns nicht geduldet und können zu einem Verweis aus unserem Resort führen. Zweitens: ein Nein bedeutet auch Nein. Wenn sich andere Gästen ihren sexuellen Wünschen nicht anschließen möchten, haben sie das zu respektieren. Zuwiderhandlungen oder Nötigungen können ebenfalls zu einem Verweis aus unserem Resort führen."

Es folgten noch ein paar weitere Infos und Vorstellungen des Schlüsselpersonals, bevor die Gäste eingeladen wurden sich an der Rezeption registrieren zu lassen. Das Gepäck würde bereits auf ihren Zimmern auf sie warten.

„Wenn ich das richtig verstanden habe, brauchen wir die ganze Woche wirklich nichts anziehen. Wir können alles nackt erledigen – sogar den Disco Besuch – cool." sinnierte Vanessa vor sich hin.

„Ja mein Häschen, hab ich dir doch gesagt, dass wir uns hier wie Adam und Eva im Paradies fühlen können." antwortete ihr Alex.

„Na da bin ich mal gespannt was ihr mit der Schlange macht." warf Paul ein und alle lachten während sie sich auf den Weg zur Rezeption machten. Unterwegs fiel ihnen eine gut gebaute Mitt-50'er Blondine mit überdimensionalen Brüsten auf, die bei jedem ihrer Schritte beängstigend wippten. Bekleidet war sie nur mit einem Netzkleidchen, welches ihre Weiblichkeit in keinster Weise verdecken konnte, während sie aufmerksam durch die Lobby flanierte und die Neuankömmlinge musterte. „OK, wenn das als ordnungsgemäße Bekleidung für die Lobby durchgeht, bin ich schon mal auf den Rest gespannt. Ich glaub fast die ist auf Frischfleischsuche – Finger weg sag ich nur." meinte

Vanessa und verpasste Alex einen Klaps auf seinen Hintern.

An der Rezeption bemühten sich fünf Mitarbeiter redlich den neuen Gästen ihre Zimmer zu zu weisen. Zimmerschlüssel gab es keine, ohne Kleidung waren diese auch schwer unterzubringen. Dafür wurden die Finger der Gäste eingescannt und den jeweiligen Zimmern zugeordnet. Dieser Fingerprint galt auf der gesamten Anlage quasi als Ausweis und öffnete auch die Zimmertüren.

Ihr Zimmer lag im ersten Stock, mit einem herrlichen Ausblick direkt über den Pool, den Garten und den Strand dahinter. Es war spärlich aber dennoch komfortabel eingerichtet, wobei das Kingsize-Bett den Raum eindeutig dominierte. Gleich nach dem Eingang befand sich das Badezimmer mit Waschbecken, Toilette, einem Bidet und einer großzügigen Dusche, nur durch eine durchsichtige Glaswand vom Schlafraum getrennt. Zwischen Badezimmer und einer vom Balkon heranreichenden Regalwand samt großem Flat Screen erkannten sie eine Tür, welche offensichtlich als Verbindungstüre in das Nachbarzimmer diente. Sie war verschlossen und auch nicht mit dem Fingerprint zu öffnen, was Desiré erleichtert zur Kenntnis nahm.

„Los komm, lass uns mal das Gelände erkunden, auspacken können wir später auch noch" drängte sie ganz aufgeregt. Flink streifte sie sich ihre Kleider vom Leib und warf sich eines ihrer halb transparenten Strandkleidchen über. „Und was soll ich dabei anziehen?", fragte Paul nach, der sich ebenfalls bereits ausgezogen hatte und nun nackt vor ihr stand. „Nichts, du hast doch gehört: wie Adam und Eva im Paradies. Sieh mal aus dem Fenster, hier laufen so gut wie alle nackt herum, da fällst du gar nicht auf." Sprach es, griff nach seiner Hand und zerrte ihn hinter sich her.

Der Pool-Bereich war sauber und sehr einladend. An der Poolbar saßen mehrere Pärchen, vorwiegend älteren Datums und unterhielten sich angeregt. Nach außen sah alles sehr diskret aus. Unter der Wasseroberfläche konnte man jedoch erkenne, wie einzelne Damen die Standfestigkeit ihrer Gesprächspartner testeten. In einem der beiden Neben Pools stand ein junges Pärchen und küssten sich leidenschaftlich. Sie hing dabei an seinem Hals und umklammerte seine Hüften mit ihren Beinen. Seine Hände umklammerten ihr Gesäß, welches sich in einem leichten Rhythmus hob und senkte.

„Ich glaube, wir haben da eine Bohrinsel vor uns." flüsterte Desiré belustigt und sie schlenderten an dem Pärchen vorbei in Richtung Strand. Dort lagen zahlreiche Pärchen und einzelne Gruppe bis zu 7 Personen schön verteilt, teils im Wasser, teils am blanken Sand, meist jedoch auf großen Strandtüchern. Vor dem großen Steg stand eine Reihe von massiven Liegen, die irgendwie wie Himmelbetten mit Baldachin aussahen und einen perfekten Sonnenschutz boten. Fast alle waren mit Pärchen besetzt. Auf einem räkelten sich 4 Personen und streichelten sich gegenseitig. Insgesamt ging es relativ ruhig und unauffällig zu. Nur eines der Pärchen im Wasser war offensichtlich ganz mit der „einen Sache" beschäftigt.

Sie schlenderten Hand in Hand im knöcheltiefen Wasser den Strand entlang und machten diskret einen großen Bogen um das beschäftigte Pärchen. Der Strand, aus herrlichem fast weißem Sand, erstreckte sich sichelförmig über knapp 1 km. Am Ende türmten sich große Felsen aufeinander die sich bis ins Meer erstreckten. Ein blickdichter Zaun deutete an, dass hier das Resort mit seinen Freizügigkeiten endete. Der Rückweg führte sie durch den sehr gepflegten Garten mit seinem perfekten englischen Rasen. Zahlreiche Büsche und Bäume sorgten für ausreichend Schatten und Abschirmung. Immer wieder konnte man Pärchen sehen, welche gemeinsam auf einem Strandtuch lagen, meist eng umschlungen in trauter Zweisamkeit, sich küssten oder einfach nur sanft streichelten.

„Ich finde es ist viel besser als ich befürchtet habe" sagte Desiré, „eigentlich alles schön adrett und ordentlich. Super finde ich, dass sich auch die älteren Pärchen nicht zurück halten. Schau mal, die da drüben wie sie sich küssen und streicheln, die könnten glatt als verliebte Teenager durchgehen und ich schätze sie auf über 70. Lass uns mal den Speisesaal und die Disco suchen, heute Abend will ich Tanzen".

Insgesamt waren sie fast 2 Stunden unterwegs bevor sie wieder an der großen Poolbar vorbei kamen. „Hey ihr zwei, kommt her und lasst uns auf dieses herrliche Resort anstoßen" hörte sie die Stimme von Vanessa. Sie saß mit ihrem Alex schon an der Poolbar unter dem großen Sonnensegel und hielten zwei große bunte Cocktails in ihren Händen.

„Und habt ihr schon ein paar kuschelig verruchte Plätzchen gesichtet? Was ist am Strand los? High Live?", wollte Alex wissen.

„Ja und Nein" antwortete Paul kryptisch.

„Der Strand ist super schön, dort gibt's auch kuschelige Himmelbetten und im Garten sind genug Kuschelplätzchen. Aktion gibt's aber nur sehr vereinzelt, ist wohl noch zu früh dafür." platzte es aus Desiré heraus.

„Dafür konnte wir vorhin in den Büschen ein Pärchen in den späten 60'ern beobachten. Wow, die waren ganz schön in Fahrt, hätten wir ihnen gar nicht zugetraut. Ich hoffe, wir können das dann auch noch so wenn wir in die Jahre kommen." warf Vanessa ein und Alex meinte dazu „Üben, Üben und immer im Training bleiben mein Häschen, dafür sind wir ja hier. Und was ist mit euch, seid ihr öfters in solchen Resorts bzw. Clubs?".

„Nein, es ist unser erstes Mal", antwortete Paul, „wir waren auch noch nie in einem Swinger-Club. Partnertausch und Gang-Bang sind nicht unser Ding."

„Dafür war aber eure Vorstellung im Flieger allererste Sahne, " meldete sich Vanessa zum Wort, „das hat mich ganz schön angemacht und mein Schatz hat es mir dann auch gleich besorgt, während ihr euch noch auf der Toilette vergnügt habt."

„Nun wir hatten ja auch eine entsprechende Steilvorlage, eure Nummer im Pub war gewagt und heiß. Offensichtlich habt ihr da mehr Erfahrung als wir." meinte Desiré mit einem Augenzwinkern.

„Danke für die Blumen, aber es war auch unser erstes Mal. Mein Bärchen hat mich mit seinen schmutzigen Phantasien so heiß gemacht und angestachelt, dass ich ihm unbedingt zeigen wollte, wie bereit ich für diesen Urlaub bin. Den letzten Kick bekam ich als ich merkte, dass ihr uns diskret interessiert beobachtete. Da wollte ich ihn nicht so einfach unter dem Tisch abspritzen lassen. Wäre auch sicher eine unschöne Sauerei geworden, so war es mir lieber, und ich glaube euch auch – oder?".

„Unbedingt", gab Desiré lächelnd zurück, „und als Sahnehäubchen dann noch der kurze tiefe Einblick. Schau mal, dem Kleinen wird schon allein bei der Erinnerung wieder ganz heiß". Sie zeigte auf das Pauls erigierte Glied in ihrer Hand und alle lachten wieder.

„Ich will jetzt nicht, dass ihr einen falschen Eindruck von uns bekommt", gab Alex zu bedenken,

„wir sind normalerweise nicht so impulsiv und zeigefreudig, dass wir es gleich in aller Öffentlichkeit treiben. Wir hatten zwar schon zwei-/dreimal etwas verklemmten Outdoor-Sex, uns fehlen aber die Gelegenheiten oder die passende Umgebung dazu. Wir halten auch nichts von Partnertausch und Gruppenfummeln, zumindest haben wir keine Erfahrung und können es uns eigentlich nicht vorstellen. Andererseits würden wir uns durch andere durchaus anheizen lassen, ein anregendes erotisches Vorspiel kann nie schaden. Deswegen sind wir hier. Wir wollen uns hier mal so richtig austoben und den gemeinsamen Sex so richtig in vollem Umfang mit Sehen und Gesehen werden genießen."

„Hey, habt ihr unsere Gedanken gelesen?", fragte Paul. „Wir sehen das genauso. Allerdings fehlt uns noch die Outdoor-Variante."

„Ja, unser erster Versucht ist im wahrsten Sinne in die Hose gegangen, " erklärte Desiré „und so wollen wir das hier mehr als nachholen. Ich sag nur

Abendhimmel am Strand mein Schatz, du kennst deine Pflichten?".

„Ja natürlich mein Schatz, ich werde wie immer mein Bestes geben und wenn du dann so richtig in Stimmung kommst, siehst du die Sterne sogar bei vollem Sonnenschein. Da fällt mir aber ein, dass wir uns noch gar nicht eingecremt haben. Ich hol mal schnell die Sonnencreme aus unserem Zimmer."

„Und nimm gleich noch ein Strandtuch mit, dann können wir uns dort in den Schatten legen und du darfst mich eincremen." lächelte sie ihn verführerisch an.

„Willst Du uns nicht auch Creme und ein Strandtuch holen, Bärchen? Ich will auch eingecremt werden." sagte Vanessa mit einer hoch erotischen Stimme zu ihrem Mann und die beiden Männer entfernten sich in Richtung Zimmer.

„So jetzt mal ganz unter uns Mädels, hast du keine Angst, dass dich andere Männer hier anmachen oder noch schlimmer andere Frauen deinen Schatz so aufheizen, dass er ihnen nicht widerstehen kann?", fragte Vanessa. „Denk nur an Blondie aus der Lobby, die ist hier immer auf Jagd – sieh nur mal da rüber. Mein Bärchen ist da eher auf der schüchternen Seite und ich kann mir gut vorstellen, dass sich hier Stimmungen ergeben können die eine solche Eigendynamik entwickeln, dass es brenzlig wird."

„Genau davor hatte ich anfangs wirklich Angst", antwortete ihr Desiré, „deswegen haben wir das genau abgesprochen und uns ein paar Regeln zurecht gelegt. Die sollen sicherstellen, dass so etwas nicht passieren kann."

„Super lass mal hören."

Als die beiden Männer beladen mit Strandtüchern und Sonnencremes zurückkamen, saßen die beiden Frauen scherzend und lachend auf ihren Barhockern. „Ihr habt ja offensichtlich Spaß miteinander." lachte ihnen Alex entgegen.

„Oh ja. mein Bärchen. Hör mal die beiden haben eine klasse Lösung für unser Spaßbremsen-Problem. Sie haben sich sechs Regeln zurecht gelegt, damit sie den Spaß ohne Gewissensbisse genießen können."

„Sex-Regeln, klingt ja spannend, lass mal hören."

„Nicht Sex sondern einfach nur sechs an der Zahl. Du bist ja schon ganz schön fixiert mein Lieber, da sind diese Regeln genau das richtige für dich." antworte ihm Vanessa und erklärte die Regeln in kurzen Worten. Dabei blickte sie immer wieder zu Paul und prüfte an seiner Reaktion, ob sie das auch richtig wieder gegeben hatte. Dieser nickte zustimmend und auch Alex gefielen diese Regeln. Desiré stellte dann abschließend fest: „Sehr gut. Da alle mit diesen Regeln einverstanden sind, haben wir Mädels beschlossen, dass wir uns gegenseitig Rückendeckung geben. Soll heißen, dass wir uns weitgehend gemeinsam bewegen. Wenn wir schon zu viert sind, lassen sich andere leichter abschrecken und wir haben gemeinsame Grenzen die alle kennen. Außerdem haben wir die ersten Hürden bereits, wenn auch unabsichtlich, schon überwunden. Jetzt wollen wir aber eingecremt werden. Schnappt euch eure Drinks und auf geht's, ab in die Büsche." Lachend und scherzend kletterten die beiden Pärchen aus der Poolbar und schlenderten in Richtung Gartenanlage davon.

Es dauerte nicht lange bis sie eine geeignete Stelle fanden. Etwas abgeschirmt zwischen ein paar Büschen und im Schatten eines großen Akazienbaums mit einer flachen, weit ausladenden Krone. Im weichen, gut gepflegten Rasen waren immer wieder flache Steinplatten eingelassen, welche sich hervorragend als Ablage für ihre Cocktails eigneten.

„Ist doch ein optimaler Platz", meinte Alex und die beiden Männer breiteten die Strandtücher aus. Diese bestanden aus einem festen aber dennoch weichen Baumwollstoff und waren ca. 2 x 3 m groß, sodass man bequem sogar zu viert Platz hätte. Kaum waren sie fertig räkelten sich ihre Frauen auch schon auf den Tüchern.

„Oh ja, das ist angenehm weich, fast wie auf einem echten Bett, " scherzte Vanessa „und jetzt bitte eincremen, aber schön langsam, und dass ihr auch keine Stelle vergesst, wir sind empfindlich und wenn wir einen Sonnenbrand bekommen, müsst ihr es ausbaden."

„OK schon verstanden meine Gebieterin, ich sein Sklave und du haben Peitsche." entfuhr es Alex schnippisch.

„Damit wir uns aber richtig verstehen", ergänzte Paul „danach sind wir an der Reihe. Auch wir haben empfindliche Stellen und die müssen in eurem eigenen Interesse sonnenbrandfrei bleiben, sonst werdet ihr Regel 3 noch bereuen."

Schnell legten sich die Frauen in Position und reckten ihren Männern ihre Brüste entgegen, welche nicht mit Sonnencreme sparten und diese großzügig auf ihren Oberkörpern verteilten. Anschließend wurde sie mit beiden Händen gleichmäßig verteilt und sanft ein massiert. Wie gewünscht, spendeten sie dabei den Brüsten besondere Aufmerksamkeit und massierten sie sehr ausgiebig. Die Frauen hielten ihre Augen geschlossen und kommentierten die Arbeit mit leichtem Stöhnen. Anschließend folgten Hals und Gesicht, bevor die beiden Männer ans Fußende der Strandtücher wechselten und sich dort nieder knieten. Jetzt nahmen sie sich die Füße ihrer Geliebten vor. Immer sorgsam darauf bedacht gefühlsmäßig auch nichts auszulassen. Diese Aktion kitzelte offensichtlich – beide Frauen begannen zu lachen und die Füße immer wieder mal ruckartig leicht zurück zu ziehen, um sie dann sogleich wieder zurück zuschieben. Um die Beine gleich in Einem vorne und hinten eincremen zu können, hoben sie diese an, legten sie sich auf ihre Schultern und verteilten die Sonnencreme mit langen zärtlichen Streicheileinheiten gleichmäßig zuerst auf den Linken und dann auf den rechten Unterschenkeln. Anschließend folgten die Oberschenkel. Zunächst nur die Außen-, Ober und Unterseite. Als sie damit fertig waren, rutschen sie etwa eine Unterschenkellänge an Ihrer Partnerinnen heran und stellten deren Füße knapp vor sich ab, sodass deren Knie angewinkelt waren. Langsam, ganz langsam drückten sie nun die Oberschenken weit auseinander. Wie zwei feuchte Orchideenblüten lagen die

Schambereiche ihrer Frauen vor ihnen. Der Anblick war überwältigend und sie konnten ihre aufsteigenden Erektionen nicht mehr unterdrücken.

Paul bückte sich als erster nach vorne und küsste seine Frau direkt auf ihre Klitoris und meinte süßlich: „ich glaube fast hier müssen wir vorher noch eine Generalreinigung vornehmen. Sieht schon leicht errötet aus das süße Ding. Kommt wohl von der vielen frischen Luft die es noch nicht gewohnt ist." und leckte sie mit seiner Zunge. Sie streckte ihm sogleich ihren Unterleib so weit wie möglich entgegen und stöhnte leise auf.

„Nicht nur zugucken, gleich nachmachen." kam es von Vanessa und sie zog Alexs Kopf in ihren Schoß. Die beiden Männer leckten und saugten nach Leibeskräften, angestachelt vom Stöhnen ihrer Frauen, welche diese Reinigung so genossen, dass sie ihrer Lust freien Lauf ließen. Obwohl sie von ihrem Bärchen leicht verzögert bedient wurde, kam Vanessa kurz vor Desiré. Beide Frauen wanden sich im Strudel ihrer Orgasmen, warfen ihre Köpfe hin und her und bogen ihre Unterleiber weit nach oben, während sie von ihren Männern weiter mit der Zunge befriedigt wurden. Als diese endlich von ihnen abließen, fielen ihre Körper erschlafft auf die Strandtücher zurück.

„So ihr beiden Zuckerschnecken, ich glaube da ist jetzt alles perfekt sauber und wir können uns nun euren Rücken widmen." sagte Alex süßlich. „Schließlich will auch ein schöner Rücken entzücken und eingecremt werden. Das Untergeschoss muss erst noch etwas trocken und kommt dann später nochmal dran."

Die Frauen folgten bereitwillig, zu einer Gegenwehr wären sie in diesem Moment wahrscheinlich nicht mehr fähig gewesen, und drehten sich auf den Bauch. Die Männer verteilten wieder großzügig Sonnencreme und massierten diese fein säuberlich vom Hals bis Po ein. Als sie mit den Rücken fertig waren, knieten sie sich hinter ihre Frauen.

Alex nahm eine Portion Sonnencreme in seine rechte Hand und verteilte sie auf seinem erigierten

Glied. Damit bückte er sich über seine Frau und schob es zwischen Ihren Gesäßbacken in langen Zügen auf und ab. „Nachdem nun alles trocken ist, kommen wir zur Sonder-Cremung, speziell für die ganz empfindlichen Stellen." kommentierte er sein Vorhaben.

Durch eine geschickte Bewegung positionierte er sein Glied nun so, dass er die Vulva von hinten schön erreichen konnte und cremte sie damit sanft ein. Dabei vermied er es jedoch in sie einzudringen und gab auch Paul ein Zeichen dies zu vermeiden. Er wusste aus leidvoller Erfahrung, dass dieser Bereich sehr empfindlich auf Sonnencreme reagiert. Bei ihrem ersten Outdoor-Quickie in den Dünen an der Ostsee war es exakt diese Position. Er dachte, es sei eine gute Idee, ganz nach dem Motto „wer gut schmiert, fährt gut". Dem war auch so und der Quickie war super. Leider bekam sie jedoch am nächsten Tag eine allergische Reaktion und dann war Sendepause für die nächsten 10 Tage, das konnte er hier ganz und gar nicht gebrauchen. Vanessa dankte es ihm durch erneutes lautes

Stöhnen. Gleich darauf stimmte auch Desiré ein und sie stöhnten wieder einmal gemeinsam unter der liebevollen Behandlung ihrer Männer die sie mit ihren steifen Ruten von ihrer Klitoris bis in die letzte Ecke der Gesäßfalte anregend eincremten.

„Das reicht nun, jetzt sind wir dran." brach Paul das Spiel nach einigen Minuten ab, legte sich neben Desiré und küsste sie leidenschaftlich.

„Oh schade, es war gerade wieder so schön. Aber das stimmt, ihr habt eure Arbeit ausgezeichnet gemacht und jetzt werdet ihr dafür auch entsprechend belohnt. Also legt euch mal schon auf den Bauch, wir fangen von hinten an." antwortete sie und griff auch schon nach der Sonnencreme. Nun wurden auch ihre Rückenpartien mit sinnlichen Streicheleinheiten massiert und eingecremt - vom Hals bis hinab zu den Zehenspitzen – langsam und ausgiebig.

„So meine Lieben, nur nicht einschlafen, umdrehen, jetzt kommt Eure Vorderseite dran" wurden sie von Vanessa aufgefordert. Die beiden Frauen knieten sich an das Kopfende und nahmen die Köpfe Ihrer Männer zwischen ihre gespreizten Oberschenkel. Nun wurde wiederum viel Sonnencreme verteilt und sanft einmassiert. Dabei wippten ihre Brüste aufreizend direkt vor den Augen ihrer Männer vor und zurück. Je weiter sie sich in Richtung Bauch vorarbeiteten, desto höher hoben sie ihre Becken und boten damit bald tiefe Einblicke in ihren Schambereich. Die Reaktion auf diesen Anblick ließ nicht lange auf sich warten. Langsam füllten sich die Glieder ihrer Männer mit Blut, schwollen an und begannen sich langsam aufzurichten.

„Sieh mal einer an, wer erhebt sich denn da? Wollt ihr etwa auch eine Sonderbehandlung? Habt Ihr Euch auch redlich verdient." meinte Vanessa und küsste die hellrote Eichel ihres Bärchens. Dann stand sie auf, spreizte seine Beine und kniete sich dazwischen. Sie bückte sich und schloss ihre Lippen um sein steifes Glied und saugte sich daran fest. „Pfui, der schmeckt ja voll nach Sonnencreme, nein das müssen wir anders machen." und griff nach der Flasche mit der Sonnencreme, drückte eine große

Menge davon in ihre rechte Hand und verteilte sie auf dem steil nach oben gerichtetem Schaft. Mit beiden Händen begann sie ihn langsam aber kräftig zu massieren. Geschickt bewegte sie ihre Fingen entlang seiner Erektion bis hin zu ihrer Wurzel auf und ab und verteilte die Sonnencreme damit auf seinem gesamten Schambereich. Dieser war mit einer dichten kurzen Behaarung bedeckt, aus der sein Glied wie ein Baum auf einer Wiese aufragte.

Beide Männer genossen dieses anregende Spiel und stöhnten im Rhythmus der streichenden Bewegungen. Gekonnt fuhr Desiré mit ihrer rechten Hand den langen Schaft entlang. Jedes Mal wenn sie am obere Ende angelangt war, umkreiste Ihr Daumen den empfindlichen Eichelrand und strich abschließen über ihre Spitze, bevor sich die Hand wieder nach unten bewegte.

Paul fühlte wie das Blut in seinen Penis stieg und diesen aufpumpte. Er spürte wie es in ihm pulsierte, besonders wenn seine Eichel so zärtlich und gekonnt stimuliert wurde. Da war es dieses kurze Zucken in seinen Hoden und das heiße Gefühl in seiner Eichel. Er wusste, das er gleich kommen würde, dass sein Saft gleich aus ihm heraus schießen und sie ihn dann melken würde, bis auf den letzten Tropfen, während er sich unter ihren geschickten Händen in seinem Orgasmus winden würde. Gleich war es soweit – da hörte er einen unterdrückten Aufschrei auf seiner Seite und hörte Vanessa sagen: „Ja mein Bärchen, komm, spritz es heraus, fester, noch einmal, ja so ist es gut, lass es raus". In diesem Moment explodierte auch er und spürte wie Desiré seine feurigen Fontänen aus ihm herauspresste. Wieder und wieder strich sie mit ihren Fingern über seine empfindliche Eichel und trieb ihn durch seinen Orgasmus der ihn ekstatisch hin und her warf. Dabei stieß er quiekende Lustschreie aus, bis er sich ihrem Griff endlich entziehen konnte.

Vanessa die dieses Schauspiel amüsiert beobachtet hatte begann laut zu lachen und fragte „macht er das immer so?".

„Ja, wenn ich ihn so richtig im Griff habe und den letzten Tropfen aus ihm heraus quetsche, ist er mir voll ausgeliefert und dann kann ich ihn so richtig vor mir her treiben. Ich finde das echt gut, wenn er sich unter meinen Händen so windet und offensichtlich mag er es auch sehr gern oder mein Schatz?", antwortete Desiré.

„Ja sicher doch, gegen gute Handarbeit ist nichts einzuwenden". Alle lachten laut auf und sie legten sich vergnügt auf ihre Strandtücher, genossen ihre Drinks und vergnügten sich.

„Jetzt sind wir kaum mal 3 Stunden im Resort und hatten schon einen flotten 4'er. Hat doch gar nicht wehgetan oder mein Bärchen? Hat sich doch super ergeben, dass wir gleich ein so nettes Pärchen getroffen haben mit dem wir uns so perfekt verstehen. Wie geht's euch dabei?", wollte Vanessa wissen.

Desiré wurde etwas verlegen und so antwortete Paul „Wir sind auch ganz überrascht – positiv überrascht. Wir sind eigentlich davon ausgegangen, dass wir uns von anderen Pärchen eher fernhalten. Anderen dabei zu zusehen und auch selbst beobachtet zu werden, darauf haben wir uns eingestellt. Da wir keinen Partnertausch und auch kein Gruppenfummeln wollen, hielten wir es für besser einen Sicherheitsabstand einzuhalten – ich glaub ihr versteht was ich meine."

„Aber erstens kommt es anders und zweitens als man denkt." meldete sich nun auch Desiré zu Wort. „Wenn du mir vor zwei Tagen noch gesagt hättest, dass wir uns gegenseitig befriedigen, mit einem anderen Pärchen praktisch auf einem Bett, hätte ich gesagt – träum weiter, nie und nimmer."

„Mir ging es genauso" gab Alex zu „aber die Situation hat eine Eigendynamik entwickelt, in der es mir echt Spaß gemacht hat. Eure Regeln gaben mir dabei die notwendige Sicherheit, mich einfach der Situation hinzugeben und das Beste für uns heraus zu holen."

„Ich hoffe ihr seid einverstanden, wenn wir dieses anregende Spiel so weiterspielen. Irgendwie ergänzen wir uns perfekt, haben ähnliche Wünsche und Sehnsüchte und heizen uns dabei gegenseitig an, Dinge zu tun, für die wir sonst doch zu prüde wären. Solange wir dabei unseren Regeln treu bleiben, könnte daraus etwas ganz besonderes und ein wunderschöner Urlaub werden, ganz so wie wir ihn uns erträumt haben. Ich bin mit meinem Bärchen sehr zufrieden und habe keinerlei Bedarf es mit einem oder gar einer anderen zu treiben." sagte Vanessa, nahm ihren Mann fest in den Arm und küsste ihn lange und intensiv.

„Wozu in die Ferne schweifen, liegt das Glück doch so nah..." philosophierte Paul und gab seiner Desiré einen Kuss „... mit ist jedenfalls mein Schatz lieber als jede Taube auf dem Dach oder Spatz in der Hand."

Die nächsten Stunden verbrachten die vier damit Pläne für die kommenden Tage zu schmieden. Was sie gemeinsam unternehmen und vor allem erleben wollten.

Als sie sich später im Speisesaal wieder zum Abendessen trafen, musterten sie sich gegenseitig. Während sich knapp die Hälfte aller Gäste nach wie vor vollkommen nackt zeigten, einige Wenige traten auch komplett bekleidet auf, trugen sie selbst allesamt diskrete halb transparente Dessous. Paul trug seinen „Tiger", Alex ein schwarzes Netz Hemd und eine Art String Tanga, Vanessa einen sehr durchsichtigen weißen Body und darüber ein ebenfalls sehr durchsichtiges schwarzes Strandkleidchen, während Desiré ihre rote Spitzenwäsche trug und sich zusätzlich in einen großen halb transparenten Seidenschal hüllte.

„Habe ich es mir doch gedacht", scherzte Desiré "dass ihr auch nicht nackt zum Essen kommt. Finde ich so viel geschmackvoller und passender. Wie heute bereits gesagt, wir ergänzen uns sehr gut und das gibt uns gegenseitig Sicherheit, gefällt mir." Dabei küsste sie Vanessa sanft auf die Wange und leitete damit die Küsschen Runde ein.

Nach dem köstlichen Essen ging es planmäßig an den Strand. Dort sollte eine kleine Party steigen, zu der sie am späten Nachmittag von einem anderen Pärchen eingeladen wurden. So mit Tanz um ein Lagerfeuer, coolen Drinks, Musik und viel Spaß.

Das Feuer war schon von weitem sichtbar. In einem großen Halbkreis waren viele Kissen und Strandtücher verteilt. Es fanden sich auch zwei der bekannten Schalen, welche mit Kondomen gefüllt immer wieder in der Anlage anzutreffen waren. Fünf Pärchen zwischen 30 und 50 sowie die bereits bekannte Blondine hatten es sich schon bequem gemacht und unterhielten sich lachend. Im Hintergrund war fetzige karibische Musik zu hören. Als sie näher kamen wurden sie gleich freundlich begrüßt und aufgefordert sich in die Runde zu setzen. Ein ausgesprochen gut gebauter, hochgewachsener Mitt-40'er mit Waschbrettbrauch, seine langen schwarzen Haare hatte er zu einem Pferdeschwanz gebunden, übernahm dabei die Regie und versuchte die Pärchen geschickt und unauffällig voneinander getrennt zu platzieren. Aus der nachfolgenden gegenseitigen Vorstellung ergab sich, dass dies offensichtlich System hatte, da keines der anderen Pärchen beisammen saß.

Die Stimmung war freundlich und locker. Blondie kümmerte sich um die Drinks, bevorzugt für die Männer und ließ sich mal hier, mal dort nieder. Waschbrett-Adonis kümmerte sich sehr elegant um Desiré und Vanessa. Er trug hautenge, halb transparenten Shorts welche die Ausmaße seiner Genitalien mehr betonten als verdeckten und darüber ein grobmaschiges Netzshirt. Er war ein richtiger Charmeur und verstand es die beiden Frauen mit seinen Geschichten zu fesseln. Diese waren anfangs vollkommen unverfänglich, unterhaltsam und kurzweilig. Im Laufe der Zeit und mit der Anzahl der Drinks stieg die allgemeine Stimmung und auch seine Geschichten wurden immer zweideutiger, wenngleich nicht anzüglich sondern dezent erotisch.

Inzwischen waren noch vier weiter Pärchen hinzugekommen und der Kreis rückte etwas weiter auseinander und wurde weiter durchmischt. Blondie versuchte ihr Glück nun bei Alex und verwickelte ihn in ein anregendes Gespräch in welchem sie ihre amourösen Abenteuer und vor allem Qualitäten schilderte.

Paul beobachtete das allgemeine Treiben aufmerksam – einige Pärchen küssten und streichelten sich bereits, zwei waren diskret verschwunden. Ein Mann ließ sich von drei Frauen mit Früchten füttern, während seine Hände über ihre Brüste streichelten. Von der anderen Seite drang rhythmisches Stöhnen herüber, offensichtlich war da ein Pärchen schon intensiver bei der Sache. Es hatte etwas wie eine Szene aus dem alten Rom von Caligula.

Durch das Feuer konnte er beobachten, wie sich Waschbrett-Adonis noch immer um Vanessa und Desiré bemühte. Er benutzte eine sehr bildliche Sprache und gestikulierte mit beiden Händen um seinen Geschichten mehr Ausdruck zu verleihen. Wie zufällig berührte er dabei immer wieder mal die eine oder andere Frau an ihrer Schulter, Rücken oder sogar kurz an den Schenkeln. Durch das Feuer war es schwer erkennbar wie sie sich dabei fühlten, sie machten aber keine erkennbaren abwehrenden

Bewegungen. Irgendwie hingen sie wie in Trance an seinen Lippen. Als er seine Hände auf die Oberschenkel der beiden Frauen legte, und langsam in Richtung ihres Zentrums bewegte, konnte Paul spüren, dass es Desiré gleich zu viel werden würde. Gespannt wartete er auf ihre Reaktion und machte sich bereit zu ihr zu gehen.

„Sag mal kann man von hier den Andromeda Nebel sehen" fragte sie plötzlich und schielte nach Paul. Adonis war verdutzt ob dieser unerwarteten Frage und deutete verwirrt irgendwo in den Himmel. „Andromeda, das müsste irgendwo dort sein, ich glaube der große helle Punkt dort." versuchte er sich aus der Affäre zu ziehen um schnell wieder das Thema in seine Richtung zu lenken.

Für Paul war das Stichwort klar, jetzt musst er einschreiten – eigentlich hätte er es ohnehin schon bald getan, aber solange Desiré keine Anzeichen zeigte, ging er davon aus, dass sie Spaß hatte und das Spiel kontrollierte. Er wusste, dass er sich auf sie verlassen konnte. Rasch aber unauffällig stand er auf, schob sich am Feuer vorbei auf die andere Seite.

„Nein, der Andromeda Nebel ist nur unter sehr günstigen Bedingungen zu sehen, dafür ist es heute leider zu diesig. Das Sternbild Andromeda bestehend aus den vier Sternen Ypsilon Andromedae, Alamak, Mirach und Sirrah kann man jedoch gut sehen. Die letzten drei bilden eine gerade Linie – die du da drüben sehen kannst. Der vierte bildet mit den obersten zwei ein fast gleichseitiges Dreieck." Mit diesen Worten nahm er seine Frau in den Arm und deutete in eine ganz andere Richtung. Auf diese Gelegenheit haben die beiden Frauen offensichtlich gewartet und so standen beide auf und schmiegten sich eng an Paul, folgten seinem ausgestreckten Arm mit ihren Blicken und schlagen ihre Arme um seine Hüften. Dann ließ er seinen Arm auf Ihre Schultern sinken und sagte „was haltet ihr von einem Ausflug ins Wasser, ich glaube Alex braucht auch eine kurze Abkühlung".

Unter den frustrierten Blicken von Waschbrett-Adonis marschierten die drei los und befreiten Alex aus dem Netz von Blondie. Auch er war froh und folgte sogleich als Vanessa zu ihm sagte „komm, Paul hat uns das Sternbild Andromeda gezeigt und jetzt wollen wir uns das noch einmal aus dem Wasser aus ansehen."

Zurück blieb eine verdutzte Blondine die nur noch Bahnhof verstand und ihrem Opfer mit offenem Mund nach sah, wie es mit den drei anderen eng umschlungen von Dannen zog. Unterwegs schnappten sie sich noch schnell zwei Strandtücher und liefen auf den Strand zu. Nicht direkt sondern leicht abseits in Richtung Steg – sie wollten etwas Distanz zwischen sich und dem Treiben, dem sie gerade entkommen sind bringen.

Kurz vor dem Wasser entledigten sie sich ihrer Bekleidung und der Strandtücher und stürzten sich hinein. Sie bespritzten sich mit dem kühlen Nass, plantschten und lachten. Paul wurde als „Retter in der Not gefeiert" und erhielt einen dicken Kuss von beiden Frauen auf seine Wangen.

„Du wirst mir verzeihen, wenn ich dich jetzt nicht auch noch abknutsche, aber trotzdem auch von mir ein herzliches Danke Schön. Blondie war schon richtig lästig und aufdringlich." sagte Alex.

„Dann kriegst noch einen von mir, stellvertretend für mein Bärchen" sage Vanessa und drückte ihm noch einen Schmatzer auf die Wange.

„So, jetzt reicht's aber, jetzt gehört er wieder mir." warf Desiré ein. „Mein Retter in der Not – hat gut funktioniert die Regel-1 – gerade noch so rechtzeitig."

„Jetzt aber mal ehrlich, der Kerl war schon super drauf. Der hat uns ganz schön eingewickelt mit seinen Sprüchen." gab Vanessa fast bewundernd zu. „Der weiß wie man Frauen anmacht, und hast du seinen Body gesehen – nichts für ungut Jungs – aber das war doch ein Sahnestückchen allererster Sorte, gut durchtrainiert vom Scheitel bis zur Sohle und das Teil in seiner Hose war auch nicht von schlechten Eltern. Nein Bärchen keine Angst, hab dich trotzdem viel mehr lieb und geh auch keinem anderen an die Wäsche, versprochen – aber ein bisschen Bodybuilding könnte nie schaden. So wie der gebaut ist und mit seinen Sprüchen, legt der doch jede flach..."

„Fast jede, " unterbrach Desiré „wir haben ja wohl noch mal elegant die Kurve gekratzt und ihn ganz schön stehen lassen, mitsamt seinem Prügel in der Hose. Mit hilfreicher Unterstützung von meinem Schatz. Aber sie hat Recht, der hat uns ganz schön eingeheizt, und ich muss zugeben, dass ich schon ganz leicht feucht wurde. Also Schatz, ein bisschen Bodybuilding und Konditionstraining wären wirklich nicht verkehrt..."

„Na wenn das keine eindeutige Aufforderung war", mischte sich Alex ein, „ich glaube unsere Frauen wollen vernascht werden und das sofort und intensiv, sonst wechseln sie am Ende doch noch das Lager." Dabei griff er seiner Frau von hinten in den Schritt und an ihren Busen. Mit einem bestätigten Stöhnen signalisierte sie ihm, dass er richtig lag.

„Na dann nimm mal meinen Prügel und zeig mir was du dir davon wünscht, und dann werde ich mal sehen ob ich es dir recht machen kann." hauchte Paul ihr ins Ohr und baute sich vor ihr auf.

Sofort grifft sie nach seinem leicht erigiertem Glied und glitt langsam an ihm herunter während sie seinen Körper mit heißen Küssen eindeckte. Sie konnte es deutlich spüren, wie sich seine Lanze unter ihren Berührungen aufzurichten begann und dann sah sie die rosa rote Eichel im fahlen Mondlicht glänzen. Sie küsste empfindliche Spitze seiner Lanze zwei, drei Mal, glitt mir ihrer Zunge sanft ihren Rand entlang. Erst links und dann rechts herum bis sie mit ihrer Zunge der Naht an ihrer Vorderseite nach oben strich und sie schließlich mit ihren Lippen umschloss. Sie saugte das steife Glied tief in ihren Mund hinein, entließ es wieder kurz um es erneut genüsslich einzusaugen. Jetzt war er soweit, jetzt hatte das Glied seine volle Größe und Festigkeit erreicht und auch sie war soweit, sie war feucht und nass und ihre Vagina bebte bereits vor Erwartung, jetzt wollte sie in mit ihr aussaugen. Sie richtete sich auf trat einen Schritt zurück und lehnte sich an eine der Pfeiler des Stegs die unmittelbar hinter ihnen standen. Als er näher kam hielt sie sich an seinem Hals fest, schlang ihre Beine um seine Hüften und küsste ihn leidenschaftlich. Mit ihrer Zunge drang sie tief in seinen Mund ein, während er ihr Gesäß etwas anhob und seine Lanze vorsichtig an ihre heiße feuchte Öffnung führte. Dann ließ er sie sanft an sich herunter gleiten und drang tief in sie ein.

Es war ein herrliches Gefühl, während er von unten in sie eindrang, drängte sich ihre Zunge von oben in seinen Mund und gab den Takt vor in dem er sie bearbeiten sollte. Es tat sein Bestes um diesem lustvollen Rhythmus zu folgen. Wieder und wieder hob er sie leicht an, während er sich vorsichtig aus ihr zurück zog um sie dann rhythmisch auf seine kraftvolle Stöße zur rammen. Er nahm sie hart und kraftvoll. Er rammte ihr seine Lanze immer kräftiger und immer schneller in ihre heiße nasse Luftgrotte, die sie heiß umschloss und festzuhalten versuchte.

„Ja komm, gibt's mir, fester, stoß mich, fester..." erklang es ein paar Meter weiter. Dort hielt Vanessa, tief gebückt, den nächsten Pfeiler mit ihren Händen umklammert, während sie von Alex mit kräftigen Stößen von hinten genommen wurde. Ein lautes Klatschen war zu hören, wenn er sein Bestes Stück tief in ihr versenkte, und dabei ihre Becken auf einander prallten. Ihr entfuhr dabei jedes Mal ein lustvolles Stöhnen.

Desiré törnten diese Lustschreie an und sie steigerte den Rhythmus mit dem sie ihre Zunge in Paul Mund schob – sogleich steigerte dieser auch seinen Rhythmus mit der er sie so lustbringend aufspießte. Sie liebte diesen heißen Prügel in ihrer Vagina, der sie so herrlich ausfüllte und von innen massierte und ihren Saft aus ihr heraus trieb. Noch etwas steigern, nur noch ein kleines bisschen und sie fühlte wie sich ihr Orgasmus ankündigte. Bei seinem nächsten Stoß verkrampfte sich ihre Vagina ruckartig und sie presste ihren Kopf fest gegen den Pfeiler hinter sich. Wie ein Blitz schlug der Orgasmus in ihrer heißen feuchten Grotte ein, wie ein elektrischer Schlag durchzog er ihren Körper, wieder und wieder.

Sie schrie lustvoll auf, und er wusste, dass sie ihm nun ausgeliefert war. Er war noch nicht ganz so weit. Er hatte sich etwas zurück gehalten für genau diesen Moment in dem sie so empfindlich, so verletzlich und gleichzeitig so gierig war. Er wusste, jetzt konnte er sie vor sich hertreiben, aufgespießt auf seiner Lust konnte sie sich nicht wehren – das war die kleine Rache für den Nachmittag. Jetzt konnte er sie in einen endlosen „petite mort" treiben. Wieder und wieder trieb er seinen Schaft in sie und trieb sie von einem Orgasmus in den nächsten. Noch ein letzter Stoß und sie rutschte schlaff an ihm herunter. Er zog sein Glied aus ihrer heißen Scheide und ließ sie vor sich auf ihre Knie sinken.

Als sie ihren Kopf anhob und ihm liebevoll in die Augen zu sehen, sah sie seinen steifen, harten Knüppel direkt vor sich. Er war überzogen von einem milchig weisen Schleim der wie Schmiermittel seine Hand spielerisch den langen Schaft entlang gleiten ließ. Es war ihr eigener Saft, den er so lustvoll aus ihr heraus gepresst hat. Sie blickte direkt in das einsame Auge an der Spitze seiner Eichel, als ihr eine zähe, heiße, gelblich weiße Masse entgegen spritzte und sie klatschend mitten auf die Stirn traf. Gleich darauf spürte sie eine zweite Ladung, diesmal traf sie ihre Nase und floss als zäher Fluss purer Lust über ihre Nasenflügen und Lippen zu ihrem Kinn, von wo sie auf ihre Brüste tropfte. Mit ihrer Zunge leckte sie sich den salzigen Saft von den Lippen und begann langsam an ihm hoch zu gleiten. Dabei nahm sie seine Eichel zwischen ihre Lippen uns saugte schnell den letzten Tropfen aus ihm heraus. Dann ging es weiter nach oben, bis sie vor ihm stand, ihre Arme um seinen Hals schlang, ihn zärtlich zu sich herunter zog und ihre Zunge zwischen seine Lippen bohrte. Mit gezielten Bewegungen ihrer Zunge pumpte sie ihm seinen eigenen Saft, mit dem er sie vollgespritzt hatte in seinen Mund. Er wehrte sich nicht und schluckte die Reste bereitwillig herunter. Sie war etwas verblüfft, als er anschließend noch die letzten Reste von ihrem Gesicht leckte, bis sie wieder ganz sauber war.

„Schmeckt es dir?", wollte sie wissen.

„Hm, etwas salzig und gewöhnungsbedürftig. Als Hauptmahlzeit würde ich das nicht essen wollen. Aber als Dessert nach so einem schönen heißen Akt, warum nicht. Es ist ja schließlich nicht giftig. Wenn du mich so richtig aussaugst, schluckst du ja auch einiges davon und machst es immer wieder gerne. Da finde ich es angebracht, wenn ich es auch einmal koste." antwortete er und küsste sie noch einmal lang und intensiv.

Dann hob er sie auf seine Arme und trug sie an den Strand wo Vanessa und Alex sie schon auf den ausgebreiteten Strandtüchern erwarteten. Gemeinsam lagen sie noch einige Zeit eng umschlungen und streichelten sich, bevor sie sich wieder auf ihre Zimmer zurückzogen. Am Stiegen Aufgang verabschiedeten sich Vanessa und Alex, sie wollten noch einen kurzen Abstecher in die Bar machen um sich einen Drink mit auf das Zimmer zu nehmen. Gegen

10:00 Uhr wollte man sich dann wieder zu einem gemeinsamen Frühstück treffen.

Nach einer gemeinsamen Dusche bei der sie sich gegenseitig liebevoll einseiften und küssten schlüpften sie ins Bett und schliefen rasch ein.

Irgendwann erwachten sie, geweckt von intensivem Stöhnen. „Da haben unsere Nachbar offensichtlich viel Spaß" hauchte sie ihm ins Ohr, „hör nur wie sie schreit. Anscheinend besorgt er es ihr gerade so richtig. Wie sieht es bei dir denn aus, ist dein Kleiner auch schon wieder bereit? Bei dem Gestöhne kann ich sowieso nicht schlafen und da wäre es mir sehr recht, wenn du meinen Ofen noch einmal so richtig einheizen würdest."

„Sorry mein, Schatz, aber er braucht dringend eine Pause, sonst franst er noch aus" gab ihr Paul zurück, „aber er ist ja nicht der einzige mit dem ich es dir besorgen kann. Warte mal ich hab da doch etwas eingepackt… ja hier hab ich es… geht gleich los…" Mit diesen Worten glitt er unter die dünne Decke und begann ihre Ofen mit seiner Zunge zu liebkosen. Plötzlich vernahm sie ein bekanntes sanftes Brummen.

„Du hast also unseren Delphin mitgenommen – sehr gute Idee – na dann lass ihn mal tauchen." Es war ihr kleiner Vibrator, ein etwa 12 cm langer blauer Delphin mit samtiger Oberfläche. Als er mit seiner runden Schnauze, sanft vibrierend und so herrlich anregend, ihren Kitzler umkreiste wurde sie richtig feucht. Dann schaltete Paul eine Stufe höher und strich damit langsam ihre Vulva entlang nach unten. Bei ihrer Lustgrotte angekommen sondierte er erst einmal das Terrain und strich einige Male sanft über sie hinweg. Sie war bereits klitsch nass und als sich die samtige Schnauze sanft gegen den Eingang drückte, öffnete sie sich so weit wie sie nur konnte und ließ ein eindringen. Geschickt drehte er ihn nun so, dass die leicht gekrümmte Schnauze nun nach vorne zeigte und er die Scheidenvorderwand von innen massieren konnte, auf die Suche nach ihrem G-Punkt. Jenen Punkt, den er sonst immer so herrlich mit seinen Fingern stimulierte und sie damit jedes Mal zum Explodieren trieb.

Da war es, dieses herrliche Kribbeln als er ihn erreichte und darüber hinweg strich. Sie bäumte sich auf um ihm zu signalisieren, dass er ihn gefunden hatte. Er setzte nun zu kreisenden Bewegungen rund um sein Ziel an und trieb sie damit fast zum Wahnsinn. Sie krallte sich im Bett fest, presste sich tief in die Matratze um ihr Becken sogleich wieder hoch in die Luft zu erheben. Es war nicht leicht diesen wilden Hüben ihrer Ekstase zu folgen aber er tat sein Bestes und genoss es wie sie sich ihre Lust aus dem Leib schrie. In einem lustvollen Chor mit der unbekannten Nachbarin auf der anderen Seite, ganz so als ob sie in einem Wettkampf lägen. Noch ein letztes Aufbäumen und sie sank schlaff ins Bett zurück. Er zog vorsichtig den kleinen Vibrator aus ihr heraus, schaltet ihn ab und legte in beiseite. Dann nahm er sie in seine Arme und küsste sie auf die Stirn.

„Wow, jetzt bin ich aber ganz schön fertig – und die da drüben sind noch immer voll in Action, hör nur wie sie quiekt, fast so wie du." hauchte Desiré.

„Du warst auch nicht gerade leise und hast ihr ganz schön Paroli geboten - hat sich fast wie ein Wettkampf zwischen euch beiden angehört. Aber ich glaube jetzt sind sie auch fertig und wir können wieder entspannt weiter schlafen, morgen wird sicher wieder ein schöner Tag. Gute Nacht mein Schatz."

Seelengemeinschaft

Paul schlug die Augen auf und sah wie die Morgensonne Desiré zärtlich durchs Haar strich. Er spürte wie ihn der Anblick erregte und seine Begierde wuchs. Auch Desiré spürte wie sie sich langsam gegen ihre Lenden drückte. Zuerst ganz sanft und leicht, dann immer stärker und härter. Zuerst dachte sie noch an einen dieser herrlichen heißen Träume, welche sie von Zeit zu Zeit genoss, aber es fühlte sich so real an. Real, intensiv, und pulsierend. Egal, ob Traum oder Realität, sie wollte diese Begierde spüren, voll und ganz – auf ihr, an ihr und in ihr. Sie drückte ihr Gesäß fest dagegen und spürte wie sich etwas festes sanft in ihre Falte drückte. Ihre leichten Bewegungen wurden sofort erwidert und so rieben sie sich an einander und genossen es wie das Teil an ihrem Gesäß immer härter und größer wurde. Nach einigen Minuten sorgte sie mit einer kurzen schnellen Bewegung dafür, dass sich der pulsierende Lustspender etwas nach unten, zwischen ihre Oberschenkel nach vorne schob. Gleichzeitig spürte sie wie sich eine Hand zärtlich an ihrem Bauch nach oben tastete. Zentimeter für Zentimeter in leicht kreisenden Bewegungen bis sie ihr Ziel fand. Sanft legte sie sich über ihre Brust und begann ihren Nippel zu massieren. Dieser reagierte sofort und stellte sich hart dagegen. Nicht nur ihr Nippel reagierte, auch zwischen ihren Beinen spürte sie die wohlig heiße Feuchte, ganz zur Freude des pulsierenden Lustspenders, der sich nun reibungsfrei vor und zurück bewegen konnte. Sie vernahm ein leises Keuchen als sich eine feuchte Zunge sanft in ihr Ohr bohrte und ihre Muschel leckte. In diesem Moment spürte sie einen kurzen Ruck und dann wie sich das harte etwas zwischen Ihren Beinen seinen Weg nach oben bahnte. Sie spürte, wie es sanft gegen ihre Schamlippen drücke – wieder und wieder. Sie war heiß und feucht als sie sich öffnete und die steife pulsierende Lanze in sich eindringen ließ. Sie genoss es wie sich ihre Vagina dehnte und sich um den Eindringling schloss, um ihn aufzunehmen, festzuhalten, zu besitzen. Doch dieser widersetzte sich und begann sich wieder zurück zu ziehen. Als sie ihn schon fast verloren hatte, drang er wieder in sie ein, tiefer und fester als zuvor. Sie stöhnte auf, wieder und wieder ganz im Rhythmus seiner Stöße spürte sie wie ihre Vagina pulsierte. Sie schloss sich fest um den harten Schaft, der sich immer wieder zurück zog um dann mit neuen heftigen Stößen in sie einzudringen.

Keuchend pressten sich ihre Körper aneinander, damit sie diese Stöße tief und innig spüren konnten. Paul spürte wie sich der Schweiß zwischen ihren Körpern vermischte und einen ruchvollen angenehmen Duft verströmte. Mit heftigen Stößen trieb er seine harte steife Begierde in ihre heiße lüsterne Vagina. Diese war schon so feucht, dass jeder Stoß von einem schmatzenden lustvoll saugenden Geräusch begleitet wurde. Die innige Umarmung mit der sie sein bestes Stück fest umklammert hielt und mit sanft melkenden Bewegungen umspielte brachte ihn fast um den Verstand. Jedes Mal, wenn er sie schon fast verlassen hatte und dann wieder gegen den sanften Druck erneut in sie eindrang, spürte er wie seine Eichel von ihrer heißen Vagina liebkost und gereizt wurde. Er wusste lange würde er diesen Rhythmus nicht mehr durchhalten. Als er ihr leichtes Aufbäumen bemerkte setzte er noch ein letztes Mal zu zwei tiefen Stößen an, bevor er in ihr explodierte.

Desiré spürte den Orgasmus wie eine Welle auf sich zu kommen, begleitet von einer heiße Explosion in ihrer Vagina. Sie bäumte sich auf und schrie ihre Lust heraus als sich der heißer Schwall seiner Ejakulation in ihr ergoss und sie auf die Spitze des heran wallenden Orgasmus trieb. Keuchend, schwitzend stöhnte sie noch einmal laut auf, während sie die Wellen ihres morgendlichen Orgasmus genoss. Jetzt wusste sie, es war kein feuchter Traum, es war der schönste Weckdienst den sie sich vorstellen konnte und sie wünschte sich nun jeden Tag so geweckt zu werden.

„Was ziehen wir jetzt zum Frühstück an?", Fragte Paul nach der Morgentoilette „so ganz ohne fühle ich mich irgendwie fehl am Platze beim Essen."

„Nimm doch wieder deine Shorts und das Netz T-Shirt, so wie gestern Abend, steht dir doch ausgezeichnet – so richtig zum Vernaschen siehst du darin aus, das wird alle Frauen zum Kochen bringen." meinte Desiré während sie in ihr gelbes durchsichtiges Strandkleidchen schlüpfte und sich einen ihrer Schals umlegte.

Im Speisesaal suchten sie sich einen freien Tisch und bedienten sich am reichhaltigen Buffet. Es gab alles was das Herz begehrte – sowohl Süßes, als auch Wurst und Käse sowie Gesundes in Form von Joghurt, Cerealien und allerlei Früchten. Als sie alles vor sich aufgebaut hatten, kamen Vanessa und Alex vom Garten aus herein.

„Hallo ihr zwei, wir haben schon mal einen kurzen Strandspaziergang gemacht und uns eine von den Cabanas reserviert. So heißen die Strandliegen die wir Himmelbetten aussehen. Leider waren schon alle anderen vergeben, aber ich glaube die sind breit genug für uns vier." frohlockte ihnen Vanessa entgegen und dann gab es Begrüßungsküsschen für alle.

„Das sieht ja lecker aus, da holen wir uns auch gleich eine Portion von allem – ich habe einen Bärenhunger" tönte von Alex während er schon in Richtung Buffet unterwegs war.

Als sie mit dem Frühstück fertig waren, wollte Vanessa wissen: „Und habt ihr euch auch gut ausgeschlafen, bereit für einen neuen Tag mit neuen Schandtaten?".

„Ja das Bett war herrlich weich und wir waren auch schon richtig müde, sodass wir schnell eingeschlafen sind..." antwortete ihr Paul.

„Bis wir dann mitten in der Nacht von einem nicht gerade leisen Liebesspiel unserer Nachbarn geweckt wurden. Da ging es richtig zur Sache, da hab ich auch gleich wieder Lust bekommen – und mein Schatz hat mich nicht im Stich gelassen." unterbrach ihn Desiré.

„Lustig, bei uns war das fast genauso. Ich bin so gegen drei aufgewacht, hatte gerade so einen richtig heißen Traum, und hab mich gleich über mein Bärchen hergemacht. Ich war so in Ekstase, dass ich nichts mitbekommen habe, aber Bärchen hat mir dann gesagt, dass ich mir einen Wettkampf mit den Nachbarn geliefert habe, den ich auch gewonnen hätte. Offensichtlich sind die Wände einigermaßen hellhörig und bei der Stimmung hier im Resort stört das offensichtlich auch niemanden."

„Bei uns war es auch so gegen drei – vielleicht haben wir dieselben belauscht. In welchem Zimmer liegt ihr eigentlich?", wollte Paul wissen.

„Wir sind auf 114", antwortete ihm Vanessa „und…". Weiter kam sie nicht, als Desiré in kräftiges Husten ausbrach, sie hatte sich gerade verschluckt.

„Wir sind in 115", erklärte Paul und klopfte seiner Frau auf den Rücken. „Geht es wieder mein Schatz? Jetzt wissen wir wer dich so angeheizt hat, es waren unsere lieben allzeit bereiten Bekannten, so wie immer."

„Was heißt wir heizen euch an – ihr habt doch uns angeheizt" verteidigte sich Alex und musste selbst lachen.

„Ist doch egal wer da wen anheizt, Hauptsache, wir kommen alle auf unsere Kosten – und ich bin jedenfalls auf meine gekommen." meinte Vanessa. „Schließlich sind wir alle hier um den Urlaub in vollen Zügen zu genießen und – wie habt ihr es so trefflich formuliert – wie die Karnickel zu rammeln, solange unsere Männer durchhalten. Schließlich machen wir so einen extravaganten Urlaub nicht alle Tage. Wie seid ihr eigentlich auf dieses Resort gekommen?".

Inzwischen hatte sich Desiré wieder gefangen und beantwortet die Frage: „Nun, wir waren schon länger nicht mehr auf Urlaub und zudem vom Alltag etwas abgestumpft. Da hat mich mein Schatz davon überzeugt, dass wir mal einen ganz anderen Urlaub machen sollten, in dem wir uns so richtig austoben und gehen lassen konnten. Schnell wurde uns klar, dass das an einem klassischen FKK Strand nicht gehen würde und so suchten wir im Internet nach Lifestyle Resorts. Zuerst fanden wir vorwiegend Swinger-Clubs und Resorts, was uns dann aber doch zu heftig war..."

„Speziell weil dort auch Singles gerne willkommen sind und da befürchteten wir einen zu hohen Männeranteil oder einfach zu viele Spanner." fiel ihr Paul ins Wort und erntete damit säuerliche Blicke.

„Genau, und dann suchten wir gezielt nach Pärchen-Resorts und kamen über diverse Foren mit Erfahrungsberichten zu diesem hier. Von dem was ich bisher gesehen habe, entspricht es sehr gut den Beschreibungen. Wir hatten immer etwas Angst, dass sich die Realität von den Beschreibungen doch deutlich unterscheiden würde."

„Bei uns war es ein Fernsehbericht über Swinger-Clubs und die Diskussion mit Bekannten darüber, die uns auf die Idee brachte, uns mal intensiver mit dem Thema auseinander zu setzen. Unsere Bekannten waren ganz entsetzt über den Bericht und über diese Ferkeleien, das sei doch nicht normal, die sollten sich doch alle schämen, so etwas gehört verboten... Die konnten sich ganz schön aufregen dabei, besonders sie. Damit haben sie aber mein Häschen erst so richtig animiert. Die

Diskussion wurde dann noch richtig heiß. Als die beiden dann gegangen waren, hat sie gemeint: jetzt erst recht, jetzt wollen wir doch mal sehen was da wirklich abgeht. Und anregenden Sex als Ferkeleien abzustempeln, da bist du bei ihr sowieso an der falschen Adresse."

„Was ist denn daran verwerflich, wenn ich den Sex mit meinem Bärchen so richtig auskosten möchte?", plusterte sich Vanessa auf, „Es ist doch die natürlichste Sache der Welt, und dass die nur im stillen Kämmerchen, ganz heimlich erfolgen soll, finde ich spießerisch. Nein, ich weiß, was ich an meinem Bärchen habe, und das können ruhig alle sehen, die es wollen. Natürlich gehen wir damit nicht in die Öffentlichkeit und treiben es gleich auf offener Straße oder am Familienstrand. Dafür gibt es inzwischen diverse Möglichkeiten, die nach außen hin alles schön diskret halten und man sich innen drin ganz so benehmen kann wie man will. Also ich finde dabei nichts Verwerfliches – oder liege ich da falsch?".

„Ganz und gar nicht."

„Na also! Und dann haben wir uns mal so einen Swinger-Club angesehen. Das Ambiente war oberflächlich eigentlich ganz nett - haben wir uns aus dem Internet auch entsprechend raus gesucht – aber die Stimmung war nicht ganz das, was wir uns vorgestellt hatten. Zunächst war da mal der Männerüberschuss – in etwa 2/3 waren Männer, und so wurde ich laufend angemacht, sogar mein Bärchen hat Angebote nicht nur von Frauen bekommen. Da wollten wir uns in den Wellnessbereich verkrümeln, der auf der Homepage mit schönen Fotos angepriesen wurde. Das war vielleicht ein Reinfall kann ich euch nur sagen. Die Sauna war winzig und maximal lauwarm, in den Duschen zeigten sich Schimmelkolonien und das Wasser im Jacuzzi dürfte auch letztes Jahr das letzte Mal gewechselt worden sein. Da wurde uns der Club zu eng, und wir haben uns dankend verabschiedet. Vielleicht hatten wir mit diesem speziellen Club nur Pech, aber trotzdem wurde das Thema damit ad acta gelegt und wir suchten nach Alternativen. Ein paar Ausflüge an FKK-Strände waren ganz nett, doch boten sich dort entweder keine Möglichkeiten Sex zu praktizieren, oder es standen gleich Spanner um uns herum – von genießen keine Rede."

Als sie einen Schluck Fruchtsaft trank, nutzte Alex die Chance und setzte fort: „Im Rahmen einiger Wanderausflüge haben wir dann den einen oder anderen Outdoor-Quickie durchgezogen. Das war schon viel besser, aber irgendwie doch wieder verklemmt, weil wir immer Angst hatten von anderen erwischt zu werden, die sich dann wieder fürchterlich aufregen könnten, so wie unsere Bekannten. Und so stöberten auch wir im Internet und fanden schließlich dieses Resort - nun ja, da sind wir."

„Hab ich es dir nicht gesagt mein Schatz, wir haben Seelenverwandte gefunden." stellte Paul fest. „Wenn ich euch richtig verstanden habe, wollt ihr eigentlich auch nur mal so richtig Spaß und euch nicht durch Konventionen und falsch verstandene Moral davon abhalten lassen. So wie wir wollt ihr es ausschließlich gemeinsam miteinander machen, kein Partnertausch, kein Gruppenfummeln, keine Bi-Spielchen usw. Wir wollen auch nur gemeinsam unsere ganz normalen Sex-Phantasien ausleben und genießen. Mich stört es auch nicht, wenn uns dabei andere zusehen – eher im Gegenteil, wir heizen uns auch das eine oder andere Mal durch einen anregenden Pornofilm an. Solange alle Körperteile schön getrennt bleiben finde ich es auch heiß, wenn es parallel so richtig zur Sache geht – ganz so wie gestern. Ich fand das sehr anregend. Mein Schatz braucht da ein klein wenig länger bis sie sich ausreichend sicher fühlt, aber sag selbst was du dazu meinst."

„Nun ja, mich hat der gestrige Tag auch ganz heiß gemacht und ich habe es richtig genossen. Mehr als ich eigentlich erwartet habe. Wenn wir dabei bleiben und uns schön an unsere Regeln halten, kann es gerne so weitergehen. Wenn ihr meinen Tiger so richtig scharf macht, komme ich schließlich auch auf meine Rechnung und er kann sein Karnickel-Versprechen wirklich einlösen. So jetzt aber raus an die frische Luft, ich bin schon gespannt auf die Cabanas."

Alle waren sich wieder einmal einig und so verließen sie vergnügt den Speisesaal. Während die Frauen direkt zum Strand gingen, organisierten die Männer noch ein paar alkoholfreie Cocktails und folgten ihnen. Die Cabanas waren auch zu viert sehr bequem und sie unterhielten sich noch lange über ihre gemeinsamen Interessen, tauschten Erfahrungen und Geschichten aus der Vergangenheit aus. Dabei stellte sich auch heraus, dass Paul und Vanessa einen Tauchschein hatten und sie vereinbarten für den nächsten Tag einen gemeinsamen Tauchausflug zu unternehmen. Die Zeit verging wie im Flug.

„Hallo Ladies", ertönte es plötzlich, und Waschbrett-Adonis stand vor ihnen. „Ihr seid ja gestern so schnell verschwunden, da konnte ich meiner Verpflichtung gar nicht mehr nachkommen. Ich bin von der Knutschbehörde und gesetzlich dazu verpflichtet eure Kusstalente zu testen - seid ihr bereit?".

„Knutsch doch lieber einen Elch. Egal auf welchen Drogen du bist und in welches himmlische Sphären sie dich bringen mögen, mein Bärchen schafft das bei mir allein mit seiner Zunge." konterte Vanessa ihm geschickt.

„Mein Schatz kann das auch – und jetzt Abgang, du stehst uns in der Sonne" versetzte ihm Desiré den Todesstoß, zog ihren Mann fest an sich heran und schob ihm ihre Zunge zwischen die Lippen.

Es dauerte etwas bis sich der Angesprochene gefangen hatte, offensichtlich war er es nicht gewohnt so abgefertigt zu werden. Normalerweise lagen ihm die Frauen doch scharenweise zu Füßen und gerade hier, in so einem Resort, hatte er nicht mit einer solchen Gegenwehr gerechnet. Wie ein begossener Pudel drehte er sich um und marschierte auf den Steg. An dessen Ende setzte er zu einem perfekten Kopfsprung an und verschwand elegant im Wasser.

„Olala, dem habt ihr es aber ordentlich gegeben! Na da bin ich jetzt mal gespannt ob dein Häschen auch Blondinen frisst," stieß Paul Alex an, „die kommt geradewegs auf dich zu, ich geh schon mal in Deckung."

„Hallo mein Süßer, du hast mich ja gestern voll stehen lassen, das finde ich gar nicht nett. Es war doch so schön gestern Abend, da hat nicht nur das Feuer geknistert, da war richtig Spannung zwischen uns. Gefalle ich dir vielleicht nicht?..." Mit diesen Worten baute sie sich direkt vor Alex auf, hob mit beiden Händen ihre prallen Brüste an und schwang mit ihren Hüften vor und zurück.

Jetzt waren die beiden Frauen sprachlos und saßen mit offenen Mund da, während Alex vorsichtig fast stotternd antwortete: „Hallo Emanuela, schön dich zu sehen, ..."

Weiter kam er nicht mehr, als ihm Vanessa einen kräftigen Stoß in seine Hüfte versetzte und sich sichtlich gereizt zu Blondie wandte. „Hallo meine Süße, ich will dir nur eines sagen: halte dich weit weg von seinem knisternden Hochspannungsmast, der gehört nämlich mir und nur mir. Damit wird ausschließlich meine Batterie geladen, verstanden. Also Finger weg und sei mir nicht böse – ABER VERZIEH DICH!". Dabei erhob sie sich und blickte mit funkelnden Augen direkt vor ihr kniend leicht von oben auf sie herab. Man konnte die knisternde Spannung zwischen den beiden richtig spüren.

Sichtlich eingeschüchtert ließ Blondie ihre Brüste wieder fallen, drehte sich um und verzog sich schnell in Richtung Strand.

Vanessa wand sich noch immer gereizt zu Alex, lächelte säuerlich und mit einer hoch erotischen Stimme sagte sie: „Ja Emanuela, Emanuela, meine heiße Emanuela, du hast was von der Schauspielerin, komm und verführe mich so wie in diesem heißen Erotikfilmen..."

„Ich glaube, wir verziehen uns besser, die beiden haben sicher etwas ausführlich zu diskutieren, "sagte Paul aus seiner Deckung und zog Desiré vorsichtig von der Liegefläche. „Ich sage nur Regel 3 zweiter Teil und Regel 5 – wir sind dann im kleinen Pool, bis später."

Desiré war noch immer verdutzt, während sie in den nahen Pool stiegen „Aber gestern ist doch gar nichts passiert. Die hat ihn nur angemacht, sonst war doch nichts – oder habe ich da etwas übersehen?", fragte sie leicht verwirrt.

„Ich bin der Meinung, das fällt in das Kapitel 'Probieren kann man es ja mal, und das ist dann kräftig ins nicht vorhandene Höschen gegangen," antwortete Paul „und sie war auch ganz schön provokant wie sie sich da so vor ihm aufgebaut und ihn vor uns allen angemacht hat. Ich hoffe nur für ihn, dass sich sein Kleiner dabei nicht zu weit aus dem Versteck gewagt hat. Komm, wir gehen da hinter dem Wasserfall in Deckung, da können wir sie ungestört aus sicherer Distanz beobachten."

Der Pool war nicht groß und wurde am hinteren Ende von einigen großen Steinblöcken begrenzt, welche eine in etwa 3 Meter hohe Wand bildeten. Aus dieser floss über eine fast ebenso breite Rinne Wasser heraus und bildete einen schönen Wasserfall der laut plätschernd in den Pool stürzte. Als sie durch die Wasserwand gingen, eröffnete sich ihnen ein lauschiges Plätzchen, das von allen Seiten diskret abgeschirmt war. Hinten erhob sich die Steinmauer, links und rechts wucherten Pflanzen hoch hinauf, vorne fiel der schimmernde Wasservorhang herab, in dem sich das Sonnenlicht brach und dabei die schönsten Lichtmuster auf die dunkle Steinmauer projizierte – eine herrlich anregende Stimmung.

Sanft schob er ihr gelbes Strandkleid, welches auf ihrem nassen Körper klebte, hoch und ließ es ins Wasser gleiten. Seine Kleider befanden sich noch in der Cabana und so standen sie eng umschlungen nackt hinter dem plätschernden Wasserfall und küssten sich leidenschaftlich. Er drehte sie leicht zur Seite, bis sie mit ihrem Rücken knapp vor der Felswand stand. Dann strich er langsam mit seiner linken Hand ihre Seite entlang bis zum Gesäß. Dort ergriff er ihren Oberschenkel und begann ihn langsam anzuheben. Sie stand nur mehr auf einem Bein und ließ sich leicht nach hinten gegen die Wand fallen, während er ihr Bein immer höher und höher hob.

Mit einer weiteren leichten Drehung zog er ihr Becken zu sich heran und plötzlich spürte sie wie etwas Steifes gegen ihre feuchte Pforte stieß und Einlass begehrte. Sie ließ ihn noch drei Mal anklopfen und stellte sich dabei auf ihre Zehenspitzen. Als er zum vierten Mal ansetzte, ließ sie ihr Becken sinken und öffnete ihre bereits triefende Pforte soweit es ihr möglich war. Es war ein wunderbares Gefühl, als er in sie eindrang, wie er sich seinen Weg durch ihr nasses Rohr bahnte, tiefer und immer tiefer. Dann stemmte sie sich wieder etwas nach oben um sich anschließend mit ganzer Kraft wieder auf seinen Schaft zu rammen. Dieses Spiel wiederholte sich rhythmisch und sie steigerte diesen lustbringenden Rhythmus von Stoß zu Stoß. Er unterstützte sie dabei indem sein hartes Glied in ihrem Rhythmus fest in sie stieß und sie mit seiner rechten Hand bewahrte schmerzhaft gegen die Felswand gepresst zu werden. Gemeinsam trieben sie sich ihrem Höhepunkt entgegen.

Er genoss es, wie sie sich fest auf seinen Speer rammte, der sie fast zu spalten schien, so gespannt war ihre Unterleib in der akrobatischen Position in welcher er sie festhielt. Ihre Schenkel waren weit geöffnet und ihre Lusthöhle seinen Angriffen schutzlos ausgeliefert. Wieder und wieder rammte er seinen Speer in sie hinein, spürte wie ihre Vagina sich an ihm festsaugte. Der Druck, den sie dabei auf seine empfindliche Eichel ausübte war anders als er es aus den anderen Positionen kannte – intensiver, ganz besonders am engen Eingang. Immer wenn er sich zurückzog, spürte er diesen intensiven Druck, wenn sie ihre Vagina zusammen presste. Sie umschloss damit genau seinen empfindlichsten Bereich, den unteren Rand seiner Eichel, der sich dadurch intensiv an ihrer nassen Pforte rieb. Es tat nicht weh, es war ein lustvolles Quetschen seines empfindlichen Instrumentes und er genoss dieses Gefühl. Es erregte ihn und peitschte ihn auf, seinem Orgasmus entgegen, der jetzt jeden Moment kommen musste. Dann hörte er ihren unterdrückten Schrei und ihre Vagina verkrampfte sich um seine im Eingang steckende Eichel, presste sie zusammen als ob sie sie wie eine Nuss knacken wollte. Mit einem letzten kraftvollen Stoß rammte er sie tief in ihre Lusthöhle und feuerte dort seine Ladung ab. Er spürte, wie sie sich ihren Weg durch seinen Schaft bahnte, von seinen Hoden hinauf bis zur Spitze seiner Eichel und sich dann in ihr kraftvoll zuckenden Vagina ergoss, welche ihn fast auszusaugen versuchte. Er wusste, dass auch sie gekommen war, sie hatten wieder einmal einen gemeinsamen Orgasmus erlebt und beide hatten ihn genossen.

Das ganze Spiel war kurz und intensiv – ein sinnbetörender Quickie wie sie ihn sich immer wieder wünschten, aber selten so intensiv genießen konnten. Die Atmosphäre, welche diese Höhle hinter dem Wasserfall bot, trug sicher ihren Teil dazu bei.

„Sollen wir den beiden von diesem wunderbaren Ort etwas sagen oder behalten wir es für uns?", wollte er wissen.

„Ich mag die beiden und es macht Spaß mit ihnen zusammen, wir sollten ihnen das ruhig auch gönnen. Dann können sie es uns beschreiben und wir haben alle etwas davon. Lass uns mal nachsehen wo sie sind – übrigens wo hast du mein Strandkleid gelassen?",

„Keine Ahnung, muss wohl raus geschwommen sein, lass uns mal nachsehen." sagte er und trat durch den Wasservorhang. Draußen saßen Vanessa und Alex an der Kante des Pools und blickten ihn an.

„Ende der Peep Show? Schade es ist immer ein herrlich anregendes Erlebnis euch beiden zuzusehen." sagte Vanessa, während ihre rechte Hand das steife Glied ihres Mannes massierte.

Dieser meinte „Wenn ihr das Kleidchen sucht, wir haben es für euch gerettet. Es schwamm einsam und verlassen hier im Pool und da wussten wir sofort was gespielt wurde. Von hier aus hat man übrigens einen super Ausblick auf den Wasserfall und vor allem was sich dahinter abspielt. Durch die schräg einfallende Sonne und den Spiegel, dort neben dem Gewächs, der das Licht nach hinten in den freien Raum spiegelt, ist dieser mit allem was sich darin abspielt optimal beleuchtet. Eure Körper zeichnen sich dadurch auf dem Wasservorhang wie auf einer bewegten Leinwand ab. Man kann zwar keine Details erkennen, aber mit etwas Phantasie genau verfolgen was passiert. Fast wie in einer Peep Show eben – nur viel besser. Das nächste Mal dürft ihr dann wieder uns zusehen."

„Kommt her und wir gehen an die Pool-Bar, ich glaube ihr könnt einen Drink vertragen." ergänzte Vanessa und wedelte mit dem gelben Kleidchen in ihrer Hand.

An der Bar beobachteten sie aufmerksam die umherstreifenden Gäste, bis Desiré ein Pärchen im Schatten gleich neben der Bar auffiel. „Seht mal da zu dem Kerl, der seinem Schoß immer mit einem Handtuch abgedeckt hat. Sein bestes Stück dürfte in der Nacht richtig leuchten, so einen Sonnenbrand hat er da unten. Wie er sein Gesicht verzieht, während ihn Blondie vorsichtig eincremt. Ich glaube fast, das ist ihr Mann, ich hab sie schon mehrfach zusammen gesehen, wie sie sich liebevoll um ihn kümmert und dann wieder los zieht. Offensichtlich kann er ihr beim Besten Willen nicht das geben was sie will - oder braucht - und ist deswegen ständig auf Aufreißer-Tour. Last uns das ein warnenden Beispiel sein und uns immer schön eincremen – verstanden Jungs?",

„Ja sicher, wir cremen euch immer wieder gerne ein, und erwarten uns dafür dieselbe liebevolle Behandlung" antworte Paul und führte ihre Hand zu seinem Glied.

„Unser Hauptproblem ist, dass es für uns Männer bei weitem nicht so viel passende Wäsche gibt, mit der wir unsere besten Stücke vor der Sonne schützen können und trotzdem noch euren Erwartungen an sexy Anblick erfüllen. So müssen wir fast zwangsläufig immer nackt herum laufen. Irgendwie stört mich das speziell beim Essen und in der Disco. " stellte Alex fest. „Da habt ihr Mädels es viel einfacher, für euch gibt es unendlich viele sexy Outfits in denen ihr immer zum Anbeißen ausseht."

„Danke für die Blumen mein Bärchen, du kannst dir gerne etwas von mir ausborgen. Ich stell dich mir gerade in Strapsen vor – Uh wäre das heiß. Du hast mir ja so einiges eingepackt zu Hause. Wie sieht's eigentlich bei euch so aus? Was habt ihr so alles mit?".

„Ich hab da auch einiges, was unseren Männern gut stehen würde. Wir haben vor dem Urlaub eine ausgiebige Online-Shopping Tour gemacht und da waren wirklich einige schöne Dinge dabei. Er hat schon recht, für meinen Schatz haben wir zwar auch einiges gefunden, aber irgendwie passt das hier dann doch oft nicht so richtig, da ist er mir so fast lieber – allzeit griffbereit." lachte Desiré und drückte mit ihrer Hand, welche immer noch sein Gehänge massierte, etwas kräftiger zu.

„Au, das ist doch keine reife Zitrone." protestierte Paul, „Mein Kleiner ist empfindlich und will verwöhnt werden, speziell nach getaner Arbeit."

„Also dann lasst uns doch auf's Zimmer gehen und eine kleine Dessous Party schmeißen. Ich bin schon gespannt was du alles hast und wie unser Fummel unseren Männern steht."

Unterwegs erkundigten sie sich noch, was es mit der gemeinsamen Verbindungstüre auf sich hatte und erfuhren, dass sich diese öffnen lässt, wenn der Fingerprint von beiden Seiten bedient wird. „Super, dann können wir das eine Zimmer als Umkleide verwenden und die Präsentation findet dann im anderen statt," vermeldete Vanessa erfreut „dann lasst uns mal mit der Show beginnen."

Während die Frauen alle in Frage kommenden Bekleidungsstücke in 114 auf dem Bett ausbreiteten, bestellte Paul beim Zimmerservice vier Drinks und einen großen Teller mit aufgeschnittenen Früchten. Dann setzten sich die Männer erwartungsvoll auf das große Bett die Show zu genießen.

Es dauerte eine Weile und man hörte die beiden Frauen lachend im Bad plätschern, bis sie endlich im Türrahmen erschienen und sich lasziv durch ihm hindurch auf ihre Männer zu rekelten. Beide trugen enge Korsagen die ihre Brüste stark betonten und dazu halterlose Strümpfe. Dazwischen befanden sich nur kleine String Tangas, die ihren Schambereich mehr betonten als verdeckten. Jetzt wurde auch klar was die beiden im Bad so lange aufgehalten hatte.

„Wie gefällt dir meine blank rasierte Muschi, mein Bärchen?", wollte Vanessa wissen und leckte sich lüstern über ihre roten Lippen. „Wir dachten, dass dieses Outfit damit viel schöner zur Geltung kommt, oder seid ihr da anderer Meinung?".

Sichtlich beeindruckt pfiffen die angesprochenen durch die Zähne, „Olala, und wie uns das gefällt", kam es unisono von ihnen. Alex stand auf, kniete sich vor seine Frau und leckte ihr genüsslich über ihren rasierten Schambereich. „So samtig weich und glatt, einfach himmlisch. Willst du das bei mir auch machen, und meinen Dschungel abholzen?".

„Aber sicher doch, jederzeit gerne. Vorher wollen wir erst mal eure Vorstellung sehen. Wir haben euch schon etwas hergerichtet, liegt alles auf unserm Bett. Bitte schön der Reihe nach, eins nach dem anderen anziehen und uns präsentieren. In das was wir jetzt tragen, würdet ihr sowieso nicht reinpassen, das steht uns viel besser. Wir kümmern uns inzwischen um die passende Musik – ich hab ein paar CDs mitgebracht. Und jetzt macht uns bitte unsere Logenplätze frei."

Die Männer wechselten ins andere Zimmer und begutachteten was sich ihre Frauen so für sie ausgedacht hatten. „Aha, und da sollen wir reinpassen?", fragte Alex als er in einer Hand eines der Strandkleidchen und in der anderen einen Catsuit hoch hob.

„Soweit ich mich erinnere ist das meist „one-fits-all", mal sehen ob das stimmt." scherzte Paul und schlüpfte in das erste Teil, welches ganz oben lag. Es war eines der durchsichtigen Strandkleider seiner Frau und reichte ihm gerade bis über die Hüften. „Ihr geht es fast bis an die Knie" bemerkte er lachend. Auch Alex streifte sich ein Kleidchen von Vanessa über und dann steckten sie beide die Köpfe durch die Tür.

„Aufgepasst Mädels, wir präsentieren die neueste Modekreation, direkt aus Paris." begann Paul mit der Präsentation, und Alex setzte fort: „Zwei hübsche

Oberteile für den männlichen Körper, welche auch einen leichten Bauchansatz vertragen und die Aufmerksamkeit auf seine nicht verdeckte Männlichkeit lenken."

Gemeinsam schritten sie elegant vor den applaudierenden Frauen auf und ab, drehten sich dabei und schwangen mit den Hüften. Von Zeit zu Zeit griffen sie sich gekonnt in den Schritt und betonten damit auch ihr Bestes Stück.

In ähnlicher Weise, immer einen flotten Spruch auf den Lippen präsentierten sie auch die anderen Stücke. Es waren auch ein paar von ihnen selbst darunter, allerdings hatten die Frauen sie vertauscht – sie kannten ja ihren eigenen Mann bereits darin und wollten sehen wie es dem jeweils anderen stand. Die ganze Präsentation war sehr unterhaltsam.

Besonders gefallen hatten den Damen die beiden Catsuits. Paul trug einen grobmaschigen knallroten und Alex zwängte sich in einen feinmaschigen schwarzen mit ausgeschnittenen Brüsten. Beide waren im Schritt offen und so reckte sich ihre pralle Männlichkeit frech hervor. Sie selbst fanden die Catsuits nicht so toll und weigerten sich standhaft diese beim Abendessen zu tragen.

Als letztes waren zwei kurze Kleidchen, ein Strumpfhalter und dazu passende Netzstrümpfe an der Reihe. Besonders schwierig war es für sie sich in die Strümpfe zu zwängen. Irgendwie schafften sie es dann doch, ohne dass die feinen Gewebe dabei zerrissen und konnten auch die Strumpfbänder gerade noch einhaken.

„Jetzt fehlen uns nur noch Stöckelschuhe und wir können auf den Straßenstrich gehen" lachte Alex und die beiden schoben sich elegant durch die Türe um sich ihren bereits aufgeregten Frauen zu präsentieren.

„Hallo ihr zwei Zuckerschnecken, das steht euch prächtig, das müsst ihr unbedingt in der Disco tragen, das sieht heiß aus." wurden sie lachend begrüßt und von ihren Frauen in den Arm genommen.

„War das das letzte Teil? Schade, wir hätten gerne noch mehr gesehen. Ihr seht zum Anbeißen heiß aus in unserem Fummel." meinte Vanessa und Desiré stimmte ihr zu. „Und dass du deinem Bärchen auch gleich eine Rasur verpasst hast kommt sehr gut rüber. Gefällt dir wohl auch sehr gut, oder hat Latte einen anderen Grund."

„Ist zwar noch etwas ungewohnt, aber doch irgendwie freier. Bin schon gespannt ob und wie sich das beim Ofenstoßtrupp auswirken wird." antwortete er ihr betont lässig.

„Stimmt, richtig heiß und lecker sieht dein strammes Teil aus. Da fällt mir ein, wir sind euch noch eine Peep Show schuldig. Komm Bärchen, ich hab jetzt richtig Lust darauf, lass uns zeigen was wir so drauf haben." Als er zustimmend nickte, fuhr sie fort: "Während wir uns vorbereiten, könnt ihr schon mal die Vorhänge zu ziehen und ein paar Kerzen aufstellen, damit die Stimmung auch richtig passt. Ich bin sicher, dass wir euch damit so richtig anheizen werden. Wir brauchen dafür das große Bett und ihr müsst euch in den Sessel dort setzen."

Während Desiré die gewünschten Vorbereitungen ausführte, machte es sich Paul im großen, weichen Sessel gemütlich.

Als Vanessa und Alex zurückkamen, trugen sie beide Tiger Unterwäsche.

„Na dann lasst mal sehen, was ihr so zu bieten habt – Action" forderte Desiré sie auf und setzte sich auf den Schoß Ihres Mannes.

Alex legte sich entlang der Diagonale ans Kopfende des großen Bettes. Vanessa sank an der ihm gegenüber liegenden Ecke auf ihre Knie und kroch langsam, leise fauchend auf allen Vieren, auf ihr Bärchen zu. Als sie über seinen Knien war blickte sie nach unten, fauchte lüstern: „Was versteckt sich denn da? Ein Mäuschen, eine Schlange? Egal, jedenfalls ein leckeres Appetithäppchen." und senkte den Kopf zwischen seine Oberschenkel.

Dort begann ihre Zunge ein anregendes Spiel und seine Beine spreizten sich automatisch, um ihr den nötigen Platz zu geben. Er spürte ihre feuchte Zunge erst auf der rechten, dann auf der linken

Innenseite seiner Schenken, wie sie sich langsam weiter nach oben bewegte. Immer wieder feuchtete sie ihre Zunge an und leckte sich unaufhaltsam voran - ihr Ziel immer vor ihren Augen.

Sein angeschwollenes Glied drückte sich bereits gegen den zarten durchsichtigen Stoff seines Tangas und drohte ihn zu sprengen. Geschickt öffnete sie mit ihren Zähnen die Schleife auf der rechten Seite. Seiner Fesseln beraubt, schoss das steife Glied empor und reckte sich ihr entgegen. Sie öffnete noch die zweite Schleife auf der linken Seite und zog ihm den Tanga vom Leib. Wild fauchend warf sie ihren Kopf herum als ob sie ihre Beute zerfleischen wolle. Als sie es los lies, flog der Slip in weitem Bogen in Richtung Desiré davon, welche ihn geschickt auffing.

Vor ihre Nase pressend hörte man wie sie die Luft einsog „Oh welch ein betörender Duft. Weiter so, ihr macht das ausgezeichnet, und meinem Schatz gefällt es offensichtlich auch sehr – sein Kleiner erhebt sich wieder..."

Mit ihrer Zunge leckte sich Vanessas weiter an der Innenseite seiner Oberschenkel entlang. Zärtlich, feucht, kreise sie um den Ansatz seines nun auch glatt rasierten Hodensacks, den sie mit einer Hand vorsichtig zur Seite schob. Ihre Nasenspitze berührte dabei seinen steifen Schaft und sie sog dieses angenehme Aroma seines Intimbereichs ein. Sie liebte diesen Duft. Es war zwar schon lange her, dass sie einen anderen Mann hatte, aber sie wagte zu behaupten, dass sie ihn allein an diesem betörenden Duft aus 10 Männern jederzeit heraus schnuppern könnte.

Zärtlich leckte sie mit ihrer Zunge entlang des Schaftes nach oben und schob dabei die prallen Kugeln in seinem Hodensack sanft zur Seite. Dann leckte sie die beiden abwechselnd einmal links und dann wieder rechts, öffnete ihre Lippen weit und begann zu saugen. Mit einem leichten Plopp verschwand einer davon in ihrem Mund und sie lutsche ihn sanft wie einen Sahne-Bonbon. Sie hörte sein intensives Stöhnen, offenbar gefiel es ihm, aber das wusste sie ohnehin schon lange. Nachdem sie im Sinne der Gleichberechtigung auch seinen zweiten Hoden verwöhnt hatte, setzte ihre Zunge ihren Erkundungsgang fort und leckte sich an seinem steifen Schaft entlang nach oben. Links, rechts mit kreisenden Bewegungen, eine feuchte Spur ziehend ging es Millimeter für Millimeter weiter in Richtung seiner Spitze. Als sie am empfindlichen Rand seiner Eichel angekommen war, spürte sie wie ein Zucken durch seinen Körper ging und sein Stöhnen intensiver wurde.

Alex krallte sich auf dem Bett fest und streckte ihr seinen Unterleib entgegen. Er genoss ihre sanften Liebkosungen, dieses sinnliche Cunnilingus, das sie so gut beherrschte. Als ihre Zunge über seine Eichel spielend glitt, musste er sich mit Gewalt zurückhalten, es war noch zu früh, er wollte dieses Spiel noch eine Weile genießen, bevor er sich in einer gewaltigen Explosion entladen würde. Auch sie spürte seine Erregung spielte ihr eigenes Spiel, indem sie mit ihre Zunge wieder seinen Schaft entlang nach unten fuhr. In langen intensiven Strichen leckte sie seine ganze Länge nach, von oben nach unten und wieder zurück, bis seine Anspannung abgeklungen war.

Als ihre Zunge wieder nach oben kam, fühlte er wieder diese kreisenden Bewegungen um seinen empfindlichen Eichelrand. Dann schlossen sich ihre Lippen um seine Eichel und sie begann an ihm zu saugen, während ihre Zunge weiter ihr Opfer umkreiste. Mit einer Hand umklammerte sie nun den Schaft und begann auch diesen mit sanften Bewegungen rauf und runter zu massieren. Sie wusste, dass er dieses Spiel nicht lange durchhalten konnte und sie hörte wie sein Stöhnen lauter und intensiver wurde. Gleich, gleich würde es soweit sein, noch ein, zwei kräftige Massagen und sie konnte die erste glänzende Perle auf der Spitze seiner Eichel sehen. Schnell schloss sie ihre Lippen und saugte noch einmal kräftig daran. Sie konnte die Welle seines Orgasmus fühlen, wie sie sich von seinem Kopf gewaltig nach unten bewegte, wie sich sein Körper aufbäumte und sich sein Orgasmus durch seinen Penis in sie entlud. Ein kräftiger heißer Schwall strömte in ihren Mund, er schmeckte leicht salzig und nach Eiweiß. Sie musste ihren Mund öffnen als der zweite Schwall kam und sein Sperma verteilte sich entlang seines Schaftes auf und unter ihrer Hand. Mit knetenden Bewegungen umspielten ihre Finger seine Eichel, cremten sie mit seinem Sperma ein und pressten den letzten Tropfen aus ihm heraus, während er sich nach Luft ringend wand.

Es war noch immer etwas Sperma an ihren Lippen und Kinn, als sie sich über ihn beugte und sich mit einem innigen Kuss auf ihn legte. Er spürte wie ihre Zunge in seinen Mund eindrang. Er schmeckte diesen verruchten salzigen Geschmack seines Spermas. Er schmeckte ihre Zufriedenheit und dankbar leckte er die letzten Reste von ihrem Kinn und ließ auch sie mit einem wilden Zungenkuss wieder daran teilhaben.

Als sie sich erwartungsvoll auf die Reaktion ihrer Zuseher umsahen, bemerkten sie, dass diese selbst gerade wieder in einem sinnlichen Spiel vertieft waren.

Paul lag schon fast im Sessel und hatte sein Gesäß weit nach vorne geschoben. Auf seinem Schoß saß Desiré mit weit gespreizten Beinen und bewegte ihren Unterleib langsam und vorsichtig an seinem steifen Schaft entlang auf und ab. Dieser steckte in ihrer Vagina und an seinen wippenden Hoden konnte man erkennen, dass er diese Bewegungen nach Kräften unterstützte. Gerade so viel, dass er nicht aus ihrer nassen Spalte rutsche. Rauf, runter, rein, raus verliefen die Bewegungen und weißlicher Saft quoll aus ihrer Lusthöhle.

Ihren Kopf hatte sie weit nach hinten gebeugt und streckte ihre Brüste weit nach vorne, welche er mit seinen kräftigen Händen umfasste und knetete. Ihre harten Nippel lugten dabei immer wieder frech zwischen den Fingern hervor.

Mit der linken Hand stütze sich Desiré am Sessel ab, während die Rechte auf ihrem Venushügel lag. Mittel- und Ringfinger kreisten in schnellen Bewegungen um ihre Klitoris und fuhren immer wieder mal kurz nach unten um sich etwas von ihren Saft als Schmiermittel zu holen.

Ihr Atem wurde schneller und ihr Stöhnen heftiger, je länger dieses Spiel dauerte und die beiden Zuseher wussten, dass sie gleich ihren Höhepunkt erreichen wird. Noch zwei kreisende Bewegungen und dann presste sie ihre Hand fest auf ihren Kitzler. Ihr Unterleib verkrampfte sich und sie presste auch die Schenkel zusammen, als ihr ein kurzer lustvoller Schrei entfuhr und sie sich nach vorne beugte. Mit festen Stößen rammte ihr Paul seinen Schaft weiter in ihre zuckende Spalte, er war noch nicht ganz so weit. Da öffnete sie ihre Schenken wieder, ließ sie zum Boden sinken, beugte sich vor und begann ihn in dieser Position zu reiten. Leicht nach vorne gebeugt stand sie auf ihren abgewinkelten Beinen, stützte sich mit beiden Händen auf ihren Knien ab und schob ihren Unterleib weiter genüsslich auf seiner Lanze auf und ab. Zielsicher entließ sie das Objekt ihrer Begierde immer wieder kurz, um sich dann erneut auf es zu senken und wieder einzusaugen. Er quittierte dies mit einem kräftigen Stoß und rammte seinen steifen Schaft tief in sie hinein. Wieder und wieder, dabei steigerte er das Tempo immer mehr, bis auch er in einem Lustschrei in ihr verharrte. An den zuckenden Bewegungen seiner Hoden konnte man erkennen, wie er seinen Saft in sie hinein pumpte, bis er sich erschöpft in den Sessel zurück fallen ließ. Sie folgte seiner Bewegung und behielt sein langsam erschlaffendes Glied möglichst lange in sich.

Erst jetzt öffnete sie ihre Augen und blickte ihre Beobachter an. Mit leicht erschöpfter Stimme erklärte sie: „Eure Show war so mitreißend, dass mein Schatz mit seinem Lustständer an meiner Pforte anklopfte – ich saß ja praktisch direkt auf ihm. Und da konnte ich einfach nicht widerstehen und die Gelegenheit ungenutzt verstreichen lassen..."

„Ihr braucht euch gar nicht zu rechtfertigen, ich habe euch doch gesagt, dass wir euch eine heiße Show liefern wollten, und das ist der beste Beweis dafür, dass es geklappt hat. No business is like show business." antwortete Vanessa verspielt.

„So hatten wir wieder mal alle unseren Spaß – ich finde diesen Urlaub echt super." frohlockte Alex und nahm seine Frau für einen innigen Kuss in den Arm.

Dann legten sich alle zusammen auf das große Bett und schmiedeten weitere Pläne für die restlichen Tage. Für Heute wollten sie sich zunächst bei Musik etwas ausruhen, dann gemeinsam zum Abendessen gehen und den Abend mit einem Disco Besuch ausklingen lassen.

Für den Disco Besuch hatten sich die beiden Männer schließlich doch durchgesetzt und so trugen sie nicht wie von ihren Frauen gewünscht Hemdchen, Strapse und Strümpfe sondern durchsichtige Shorts. Als Kompromiss warfen sie sich je einen von Desiré Schals um die Schultern. Ihr Hauptargument, war das Abendessen, zu dem die gewünschte Bekleidung ganz und gar nicht passen würde.

In der spärlich besuchten Disco angekommen meinte Vanessa: „Seht Jungs, da hättet ihr in unserem Fummel doch ganz gut hinein gepasst.

Jetzt seid ihr doch fast zu brav unterwegs und wir tragen dass was ihr tragen solltet – wollen wir nicht doch noch tauschen?". So Unrecht hatte sie dabei gar nicht, denn gut ein Drittel der Männer waren in diversen Fetisch Klamotten erschienen. Von Lack und Leder reichte die Palette dabei bis hin zu Latex und eben auch Strapsen. Nur wenige Herren trugen gar nichts und zeigten sich wie immer ganz nackt.

„Hallo meine Süßen, da seid ihr ja endlich, ich habe schon auf euch gewartet,..." kam es von rechts. Als sie sich umdrehten stand Waschbrett-Adonis vor ihnen. Er trug einen hautengen Latex „Borat Slip" in einem knallig leuchtendem Gelb, welches erstaunlich gut zu seinem Körper passte. Das knappe Teil zog sich von seinen Schultern in zwei schmalen Streifen hinunter zu seinem Gehänge, welches sich durch das enge Latex deutlich abzeichnet, und hinten wieder hoch zu den Schultern – irgendwie sah es so aus, als ob ihm jemand eine großes „V" aufgemalt hätte. Und dann setzte er lachend nach: „Da ihr euch offensichtlich für kompliziertere Dinge interessiert, wollte ich mal fragen ob wir zusammen Mathe üben wollen? Wie wär's, wenn wir uns addieren, unsere Kleider abziehen, die Beine dividieren und uns anschließend multiplizieren?".

„Sorry, aber du nervst irgendwie." versuchte ihm Desiré schonend beizubringen, dass er einen Abgang machen sollte. „Gestern Abend beim Lagerfeuer war ja ganz nett und romantisch, und da hattest du auch bessere Sprüche drauf. Bitte akzeptiere, dass es das dann aber auch schon war, mehr kann und wird nicht passieren. Also Nein, Danke!".

„Ach komm doch Süße, wir sind hier in einem Lifestyle Resort, was glaubst du denn was hier abgeht und warum die Leute hierher kommen. Sei doch etwas locker und du wirst es auch sicher nicht bereuen. Ich weiß da ein paar lustige Spielchen, die dich ganz locker machen werden, da wird es dann ganz heiß und glitschig in deinem Tiefparterre. Wenn ihr wollt, können wir auch einen flotten 5'er machen..."

„Hey, bist du schwerhörig, sie hat NEIN gesagt und von mir kriegst du das gleiche zu hören und jetzt lass uns endlich in Ruhe" fauchte ihn Vanessa an.

„Oh, geil wie du dich so auf pudelst, stehst auf Domina Spielchen? Hast du deine Peitsche mit? Da bin ich gerne dabei...."

„Jetzt reicht's aber wirklich", mischte sich nun Paul ein, „was an dem Wörtchen Nein hast du nicht verstanden? Die Ladies wollen nicht und das hast du zu respektieren. Und ja, wir sind hier in einem Lifestyle Resort das ordentlich geführt ist und der Concierge hat deutlich gemacht, dass ein Nein auch ein Nein zu sein hat. Und jetzt suche dir - bitte - eine andere und lass uns endgültig in Ruhe, wir wollen uns amüsieren und das ohne dich. Danke!".

Sprach's, nahm die beiden Frauen in seine Arme und zog mit ihnen davon. Diese bedankten sich mit einem saftigen Kuss auf seine Wangen und alle vier suchten sich im hinteren Teil der Disco ein Plätzchen, von dem sie alles im Blick hatten. Der restliche Abend verlief ohne weitere Störungen. Sie amüsierten sich, genossen einige Drinks, beobachteten die anderen Pärchen und tanzten ausgiebig miteinander.

Um Mitternacht legte der DJ eine sehr langsame und ruhige Platte auf, kurz nachdem sie mal wieder ihre Partner getauscht hatten. Es dauerte nicht lange und es kam wie es kommen musste: beide Frauen spürten plötzlich einen leichten Druck zwischen den Beinen. Dieser ging von der wachsenden Beule in den Shorts ihrer Männer aus, hervorgerufen durch die enge Tanzhaltung und die dadurch verbundene Reibung zwischen ihren Lenden. Angereizt durch die gute Stimmung und den Alkohol, nutzten sie die Gelegenheit und rieben sich noch stärker an ihren Tanzpartnern. Sie genossen es wie die Beulen wuchsen und sich fest gegen ihre Spalten drückten, dich auch schon ganz feucht wurden. Ihre Becken hoben und senkten sich, glitten auf den Beulen hin und her. Sie spreizten und schlossen ihre Schenken und wollten die Beulen dort spüren, wo es sie am stärksten erregte. Eng umschlungen lagen ihre Köpfe an ihren Hälsen und sie stöhnten sich gegenseitig in die Ohren. Als der dritte langsame Song fertig war und wieder eine schnellere Platte aufgelegt wurde, lösten sie sich voneinander und blickten zufrieden auf ihr Werk herab.

„Olala, ich glaube dein Bärchen braucht jetzt eine Spezialbehandlung, irgendwie kommt er mir etwas steif vor." sagte Desiré mit einem unschuldigen Lächeln auf ihren Lippen. Lüstern fuhr sie sich mit der Zunge über ihre Lippen.

„Und du solltest deinem Schatz eine Tauchfahrt in deiner Lustgrotte spendieren, sein Periskop ist schon ausgefahren und ganz orientierungslos. Kommt, lasst uns auf unsere Zimmer zurückgehen, der Tag war schon ganz schön anstrengend und morgen haben wir auch einiges vor. Also dann, viel Spaß noch..." antwortete Vanessa und griff Paul zum Abschied kurz in seinen Schritt. „Komm mein Bärchen, jetzt werden wir mal sehen, was deine lüsterne Tanzpartnerin mit dir angestellt hat. Dein Höschen ist ja ganz feucht von ihr."

Liebesspiele am Strand und im Wasser

Wie am Vortag vereinbart, wollten Paul und Vanessa heute einen gemeinsamen Tauchausflug unternehmen, während Desiré und Alex gemeinsam am Strand bleiben und eine Cabana besetzten. Das war zwar gegen Regel 4 wurde jedoch von allen für eine gute Abwechslung befunden, da weder Desiré noch Alex Tauchen konnten und sie ihren Partnern dieses Vergnügen nicht vorenthalten wollten.

„Wir tauchen dann zwar nicht gemeinsam", meinte Desiré, „aber wir sind schon so etwas wie ein richtiges Team und dann ist es auch wieder im Sinne der Regel. Also kein Verstoß, sondern nur eine andere Auslegung als ursprünglich geplant, und eine gute Planung muss von Zeit zu Zeit der Realität angepasst werden."

„Ich seht das auch so. Wir sind schon die ganze Zeit als super Team aufgetreten und das gefällt mir.

Solange mein Bärchen weiß, wo er seine Finger und vor allem seinen kleinen Klempner lassen soll, ist alles bestens. Es werden keine Rohre verlegt während wir weg sind – und schon gar nicht bei Blondie! Verstanden, mein Bärchen?".

„Keine Angst, ich passe schon auf ihn auf und halte ihm die lüsternen Frauen vom Leib, dafür beschützt er mich vor Waschbrett-Adonis, falls der es immer noch nicht kapiert hat."

Nach dem frühen Frühstück ging es gemeinsam an den Strand. Am Steg hatte schon das Boot der Tauchschule fest gemacht, um Paul und Vanessa sowie ein japanisches Pärchen zu einem etwas entfernten Riff zu bringen. Dort waren zwei Tauchgänge geplant, bevor das Boot gegen 15:00 Uhr zurück erwartet wurde. Nachdem die notwendigen Formalitäten hinsichtlich der Tauchlizenzen erledigt waren, verabschiedeten sich die zwei Pärchen mit einem langen Kuss und die beiden Taucher begaben sich auf das Boot, welches dann gleich ablegte. Desiré und Alex standen noch eine Weile am Steg und winkten ihnen nach.

„Jetzt lass uns die beste Cabana aussuchen, noch sind genug frei, und wir werden den ganzen Tag darauf verbringen, einfach chillen und es uns gut gehen lassen." sagte Desiré während sie sich zu Alex umdrehte und ihm in die Augen sah. „Keine Angst, deinem Häschen passiert nichts. Mein Schatz passt ja auf sie auf und er ist ein guter Taucher und Schwimmer."

Bald hatten sie die passende Cabana gefunden - sie legten Wert darauf möglichst viel vom Strand und der Gartenanlage überblicken zu können, denn sie wollten das lustige Spiel „Leute beobachten und sich über sie amüsieren" spielen.

„Kannst du mir mal, bitte, den Rücken eincremen?", wurde Desiré von Alex gebeten. „Aber sicher, hab deinem Häschen doch versprochen, gut auf dich aufzupassen, damit sie dich wieder unversehrt zurück bekommt. Wenn du dann mit Sonnenbrand den Rest des Urlaubes ausfällst, würde sie ganz schön sauer auf mich sein. Sie will ja auch Blondie keine Konkurrenz machen." lachte sie ihm zurück und begann ihm den Rücken einzucremen. Erst wollte sie im Beckenbereich aufhören, machte dann aber doch weiter und cremte auch gleich sein Gesäß und seine Beine ein. Dann legte sie sich neben ihn und flaxte: „den Rest kannst du doch selber oder? Bist du bitte so gut und cremst auch mich hinten ein – Danke!". Als beide komplett eingecremt waren, legten sie sich nebeneinander auf den Bauch und begannen ihr Spiel.

Das Boot brauchte eine knappe Stunde bis das Riff erreicht war. „Wow, sieh mal die schönen bunten Korallen und die vielen Fische! Hier wimmelt es ja fast wie in einem Aquarium." bemerkte Vanessa als sie über die Reling ins Wasser an die Riffkante sah. „Bin schon gespannt was wir da alles sehen werden. Ich freue mich schon riesig auf den Tauchgang. Komm lass uns unsere Ausrüstung anziehen."

Rasch zogen sie sich ihre kurzen Neopren-Shorts und ein normales T-Shirt über und bereiteten ihre Flaschen samt Automaten und die restliche Ausrüstung vor.

Fachmännisch überprüfte Paul ihre gesamte Ausrüstung auf ihre Funktionalität und half ihr beim Anschnallen der schweren Tauchausrüstung. Noch ein kurzer Buddy-Check und sie sprangen achtern vom Boot ins Wasser. Dort wuschen sie noch einmal ihre Tauchermasken aus und deuteten dem Tauchguide, dass sie bereit waren. Beim vorangegangenen Briefing war vereinbart worden, dass er mit ihnen einen kurzen Check-Tauchgang macht, bei welchem sie ihn zeigen mussten, dass sie auch wirklich mit dem Gerät umgehen konnten. Danach würde er sie gemeinsam frei tauchen lassen. Die beiden Japaner hatten diese Prozedur bereits am Vortag hinter sich gebracht und konnten sich jetzt alleine frei bewegen. Das Riff war relativ klein und reichte mit ein paar Stufen bis in eine Tiefe von ca. 15-20 m. Rundherum gab es nur Sand und nichts interessantes mehr. Solange sie sich am Riff hielten, war es also unmöglich, dass sie sich verirrten oder zu weit vom Boot entfernten. Das war die einzige Bedingung, welche ihnen der Guide gestellt hatte. Er selbst würde sich diskret im

Hintergrund halten und nur bei einem Notfall eingreifen.

Der Check war schnell erledigt und dann ging es auf Erkundungsgang zum Riff. Sie hielten sich zunächst auf einer Tiefe von etwa 10 m auf. Hier war der Lichteinfall noch sehr gut und die Farbenpracht gewaltig. Paul wusste, dass diese mit zunehmender Tiefer immer mehr in ein Blau-Grün und schließlich ein Blau-Grau wechseln und damit bei weitem nicht mehr so interessant sein würde.

Am Riff konnten sie neben den vielen Fischen auch einige wunderschöne bunte Nacktschnecken sehen. Die waren zwar klein und schwere zu finden als die großen Fische und prächtigen Korallen, dafür aber umso schöner und interessant anzusehen. Bewundernd beobachtet Paul wie elegant sich Vanessa, sein Buddy, durch das Wasser bewegte. Mit leichten Flossenschlägen wiegte sie ihren Körper geschmeidig hin und her und glitt ohne Anstrengung voran. Wäre das unförmige Tauchgerät nicht auf ihrem Rücken, könnte man fast glauben er habe eine Nixe vor sich.

Als sie um eine Riffkante kamen, deutete sie plötzlich in Richtung offenes Wasser. Zuerst dachte er, dass sie einen Großfisch entdeckt habe. Der Guide meinte, dass es hier ab und zu Napoleon Fische, Zackenbarsche oder auch Mantas gäbe, die vorbei patrouillieren könnten. Aber da war nichts. Verblüfft sah er sie an und machte eine fragende Bewegung. Noch einmal deutete sie in dieselbe Richtung, diesmal jedoch tiefer. Und dann sah er, was sie meinte. Etwas abseits vom Riff auf einer Sandbank lag das japanische Pärchen. Sie hatten ihre Ausrüstung abgelegt und hingen nur noch an den Atemschläuchen. Sie hatten auch ihre Kleidung abgelegt – bis auf den Blei Gurt, den brauchten sie damit sie nicht unkontrolliert an die Wasseroberfläche aufstiegen – und waren ansonsten vollkommen nackt. Das Schauspiel war irgendwie grotesk und Paul rätselte, was das ganze eigentlich sollte. Warum hatten sie sich ausgezogen? Bei Problemen taucht man doch auf und kehrt aufs Boot zurück. Dann begriff er, die beiden versuchten Sex zu machen. Sie wollten doch tatsächlich auf einer Tiefe von knapp 12 m kopulieren. Immer wieder nahm sie ihren Lungenautomaten aus und dafür sein steifes Glied in ihren Mund. Während er versuchte sie mit seinen Fingern in Stimmung zu bringen. Nach einigen Minuten legte er sich auf den Boden und sie versuchte sich auf ihn zu setzen und auf seinem steifen Ständer zu reiten. Irgendwie klappte das nicht und sie versuchten sie es noch einmal im Doggy-Style, was auch nicht klappte. Nach einigen weiteren erfolglosen Versuchen gaben sie es schließlich auf und legten ihre Ausrüstung wieder an. Dabei fanden sie jedoch ihre Höschen nicht mehr – sie trugen anfänglich nur eine Badehose und Bikini. Darüber hatte sich Paul schon gewundert, jetzt war ihm klar, warum sie keine Neopren-Shorts trugen. Nach einem kurzen Blick auf ihre Finimeter wurden sie etwas hektisch und traten den Rückzug zum Boot an. Offenbar ging ihr Luftvorrat zur Neige, was bei dem Liebesspiel kein Wunder war.

Paul und Vanessa umrundeten um das kleine Riff noch einige Male in unterschiedlichen Tiefen und stiegen dann spiralförmig bis auf 5 m auf. Dort drehten sie noch zwei Runden und beobachteten das Geschehen auf dem Riff Dach und seiner Kante. Hier waren bei weiten die meisten Fische zu sehen. Zwischen zwei Korallenblöcken entdeckten sie etwas, was dort nicht hin gehörte und nahmen es mit. Nach der vereinbarten Tauchzeit von 1 Stunden kehrten sie zum Boot zurück. Als sie wieder an Bord kletterten lagen die beiden Japaner schon auf dem Sonnendeck und beobachteten sie interessiert.

„Ich glaube das gehört euch." wandte sich Paul mit einem leichten Grinser im Gesicht an die beiden, schwenkte dabei zwei kleine zusammen geknotete Badehöschen in seiner Hand und warf sie ihnen entgegen. „Das haben wir am Riff Dach gefunden." Die angesprochenen wurden rot im Gesicht, fingen die Höschen jedoch dankbar auf.

„Hast du die süße kleine Zebramoräne zum Schluss noch gesehen?", fragte Vanessa ganz begeistert. „Die war so süß, und all die Korallen, es war einfach überwältigend, besonders an der Riffkante."

„Ja, hab ich gesehen. Am besten haben mir die vielen Nacktschnecken gefallen – die mag ich eigentlich am liebsten. Besonders die schwarz-weiß gestreiften, mit dem orangen Rand und Kiemenbüscheln. Hast du die eine schwarz-weiß-lila gesehen, die mit den violett-roten Kiemenbüscheln, die war auch super."

„Man kann offensichtlich hier auch unter Wasser nackte Zuckerschnecken beobachten, nicht nur am Strand – das gefällt dir, nicht wahr? Schade nur, dass wir keine Großfische gesehen haben."

„Wieso, da war doch einer oder besser eine, es war ein wunderbarer Anblick wie elegant und mit welcher Leichtigkeit sie durchs Wasser glitt. Ich hatte sie die ganze Zeit vor meinen Augen." erwiderte Paul lächelnd und half ihr beim Ablegen ihrer Ausrüstung.

„Danke für das nette Kompliment. Kannst du mir, bitte, aus diesem engen Teil helfen, ich krieg diese Neoprenanzüge immer so schwer runter." Als hilfsbereiter Gentleman, half er ihr gerne und kniete sich vor sie auf den Boden. Mit beiden Händen ergriff er den Bund an ihrer Teile und zu enge Short in einem Ruck mit Kraft nach unten bis zum Boden. Um nicht das Gleichgewicht verlieren hielt sie sich dabei an seinen Schultern fest.

Endlich befreit stieg sie leichtfüßig aus dem am Boden liegenden Neoprenteil und stand jetzt mit leicht gespreizten Beinen von seinem Gesicht. Als er aufsah, blickte er direkt auf ihren glatt rasierten Schambereich. Ihre großen gewölbten Schamlippen mit der zarten Spalte dazwischen waren noch ganz feucht vom Wasser und glänzten in der Sonne wie eine polierte Pflaume. „Zum Anbeißen schön, aber verbotene Früchte." dachte sich Paul, während er sich über seine Lippen leckte und aufstand.

„Danke dir – soll ich dir auch helfen - oder schaffst du es alleine?" - „Danke das geht schon, ich möchte zuerst noch die Ausrüstung verstauen" erwiderte Paul. Der Anblick hatte ihn so erregt, dass er einen Steifen bekommen hatte und so wollte er etwaige komplizierte Situationen vermeiden. Als er fertig war, kletterte auch er auf das Sonnendeck, wo

Vanessa schon ihre Badetücher ausgebreitet hatte und sich mit Sonnenöl einrieb.

„Du kommst gerade rechtzeitig – kannst du mir bitte den Rücken einölen, ich komme da so schlecht ran?". Sie drückte ihm die Ölflasche in die Hand und legte sich direkt vor ihm auf den Bauch. Das Sonnendeck war nicht besonders groß und so setzte er sich einfach auf ihren hübschen Po und begann wie gewünscht einzuölen. Dabei erwischte er jedoch etwas zu viel Öl und es dauerte eine ganze Weile bis es in ihre Haut eingezogen war. Sie genoss die dadurch verlängerte Massage und räkelte sich unter seinen Händen. Dann glitt er etwas nach unten, ließ wieder etwas Öl auf ihren knackigen Po tropfen und setzte seine Massage fort. Kräftig aber dennoch sanft massierte er die strammen Po-Backen sowie Vorderseiten ihrer Oberschenkel an der Außenseite. Mit den Daumen massierte er auch die Falte dazwischen. Dabei vermied er es jedoch in den Schambereich vorzustoßen. Als er fertig war, verteilte er den Rest des Öls seiner Hände auf seinem Besten Stück, welches Anstalten zeigte sich wieder zu erheben und legte sich auf den Bauch eng neben sie. Mit seiner Hüfte stupste er sie leicht zur Seite und forderte mit sanfter Stimme: „Jetzt bist du dran."

Während sie seine Rückenpartie vom Hals bis zu den Oberschenken in gleicher Weise einölte, beobachtete sie aus den Augenwinkeln das japanische Pärchen neben ihnen.

Sie lag seitlich halb auf ihm und massierte mit einer Hand sein steifes Glied, während sie sich innig küssten. Er versuchte derweilen mit seinen Finger ihre Spalte von hinten her zu erreichen, was ihm jedoch offensichtlich nicht ganz gelang. Ihre Körper glänzten in der Sonne, sie hatten offensichtlich nicht mit dem Sonnenöl gespart, was ihre Aktivitäten durchaus erleichterte. Vanessa wusste nicht, ob es aus Absicht oder mangels Alternativen war, konnte aber erkennen, dass er sich nun daran machte in ihren Anus einzudringen. Langsam krümmte er seinen Mittelfinger und umkreiste ihre Rosette. Als er ihn vorsichtig in sie schob, stöhnte sie sanft kaum hörbar auf und ihr Körper streckte sich kurz.

Dadurch zog sie ihr Gesäß etwas höher und er bekam mehr Spielraum, welchen er sofort zu einem neuen Angriff nutzte und seinen Finger tiefer in sie drückte. Mit kreisenden Bewegungen bewegte er ihn vor und zurück. Sie reagierte wieder mit sanftem Stöhnen und begann ihr Becken in seinem Rhythmus zu bewegen. Offenbar gefiel ihr diese Massage und ihr Stöhnen wurde schneller und intensiver, jedoch diskret leise. Gleichzeitig steigerte sie auch den Rhythmus mit dem sie sein Glied massierte. Kurz darauf sagte er etwas auf Japanisch und flink glitt sie an ihm herunter und nahm die Purpur rote Eichel in ihren Mund. Ein letztes Mal glitten ihre Finger seinen Schaft entlang, als er sich aufbäumte. Vanessa konnte erkennen, wie sie seinen Saft herunter schluckte, drei, vier Mal schluckte sie, bevor sie ihre Lippen öffnete und mit der Zunge die letzten Reste von seinem Glied leckte. Dann öffnete sie ihre mandelförmigen Augen und blickte Vanessa an, als ob sie sagen wollte „bist du schon heiß genug? Dann mach es deinem genauso und lass mich zusehen wie du ihn aussaugst."

In diesem Moment wünschte sie sich, dass ihr Bärchen unter ihr läge – zu gern wäre sie der stillen Aufforderung nachgekommen und hätte diesen süßen Trank der Liebe gekostet - oder sich auf seinen strammen Schaft gerammt. Aber leider lag der falsche Mann zwischen ihren inzwischen feuchten Schenkeln.

Etwas enttäuscht glitt sie von Paul herunter und legte sich neben ihn auf den Rücken. Ihre Hände glitten an ihrem Oberkörper herunter und trafen sich an ihrer feuchten Spalte. Sie konnte einfach nicht anders, das anregende Spiel der Japaner hatte sie einfach zu heiß gemacht und ohne passenden Mann, musste sie es sich einfach selber machen.

Als Paul bemerkte was da neben ihm vor sich ging, war er ganz verwirrt. Von dem Spiel der Japaner hat er nicht viel mit bekommen, nur das Stöhnen ließ ahnen, was da neben ihnen vor sich ging. Jetzt aber konnte er Vanessa erkennen wie sie neben ihm lag, sich ihre Hände in ihrem Schoß bewegten und sich ihr ganzer Körper im Rhythmus ihres Stöhnens aufbäumte. Er drehte sich auf ihre Seite und schirmte sie somit leicht gegen das japanische Pärchen ab. Er selbst hatte dadurch einen perfekten Ausblick und genoss es sie dabei zu beobachten, wie sie sich einen Masturbations-Quickie verpasste. Es dauerte nicht lange und sie kam – ein letztes Mal bäumte sie ihren Unterleib auf, verkrampfte sich, um dann schlaff in sich zusammen zu fallen.

Als sie ihre Augen öffnete blickte sie in das lächelnde Gesicht von Paul. „Du kannst es wohl kaum noch erwarten wieder zu deinem Bärchen zurück zu kommen? Ich wäre dir gerne zur Hand gegangen, aber sorry – wir haben versprochen brav zu bleiben." Dann erhob er sich auf seine Knie und griff nach dem Sonnenöl, goss sich etwas in die Hand und begann seinen Oberkörper einzuölen. Sein steifes Glied wippte dabei lasziv provozierend auf und ab. Wieder goss er sich etwas Öl in seine Hände und verteilte es geschickt auf seinen Hüften und Oberschenkeln. Mit beiden Händen fuhr er sich von seiner Brust, über den Bauch hinab auf die Innenseite seiner Oberschenkel und dann langsam seine Leisten nach oben. Als er mit zwischen den Mittelfingern seine Juwelen nach vorne schob schlossen sich seine Daumen und gaben damit seinen Besten Stücken einen interessanten Rahmen. Jetzt befand sich sein steifer Schaft zwischen seinen Handflächen und er bewegte sie langsam nach vorne, schloss beide Hände und massierte das Sonnenöl in seinen Schaft.

„Gemeiner Kerl," hauchte Vanessa, „warum machst du mich so heiß, wenn du es mir dann nicht ordentlich besorgen kannst? Hast du noch nicht genug? Willst du noch mehr sehen?", und wieder begannen ihre Finger mit dem erotischen Spiel um ihre Klitoris. Intensiv, schnell und gekonnt erreichte sie damit sehr schnell ihren zweiten Orgasmus und krümmte sich unter dessen Wellen erneut vor ihm. Nachdem er abgeebbt war, drehte sie sich zu ihm hin, sah ihm tief in die Augen und meinte „War das recht so? Törnt es dich an, wenn sich eine Frau vor dir befriedigt? Lass mal sehen ob du dass auch so gut kannst!". Er lehnte jedoch etwas verlegen ab, „Nein, bitte nicht hier, nicht vor Publikum. Das törnt mich in diesem Fall eher ab und es wäre mir echt peinlich, wenn es dann nicht klappt. Vielleicht später, wenn mein Schatz dabei ist, dann können wir darüber reden."

Der Guide steckte seinen Kopf kurz durch den Aufgang und erklärte, dass sie jetzt zu dem zweiten Tauchplatz, einer kleinen Insel mit einem tollen Riff, fahren würden. Dort könnten sie sich an den Strand legen oder spazieren gehen, während die Crew ein kleines Mittagessen zubereiten würde.

Während der etwa halbstündigen Fahrt unterhielten sie sich noch detailliert über ihren Tauchgang und alles was sie gesehen hatten. Da die Japaner offensichtlich kein Deutsch verstanden, sparten sie auch dieses lustige Erlebnis mit ihnen nicht aus.

Auf ihrem Aussichtsposten konnten Desiré und Alex schön das Treiben im Resort beobachten. Da sie schon sehr früh am Strand waren, bekamen sie so einiges mit, was ihnen sonst verborgen geblieben wäre.

„Ich hatte immer gedacht, dass es hier erst am späten Nachmittag und Abends zur Sache geht," meinte Alex leise und deutet auf den Garten. „Sieh mal dort unter dem Baum. Da sind wieder zwei von den älteren voll bei der Sache. Sieh mal wie sie ihn reitet. Wow, hätte ich ihr gar nicht zugetraut."

„Nein, sieh mal genauer hin, sie ist knapp an die 60, er ist wesentlich jünger – ich schätze ihn mal auf knappe 30, sie ist ein Cougar und genießt es in vollen Zügen. Sie macht ihn tatsächlich fertig, gleich pfeift er aus dem letzten Loch."

„Aber er hat sichtlich Spaß - frei nach dem Motto: mit alten Pfannen lernt man das Kochen." ergänzte Alex lachend.

„Da drüben liegen zwei in der 69'er Position und geben auch so richtig Gas. Ich glaube sie wollen eine Vorspeise bevor sie zum Frühstück gehen. Sollten wir auch mal ausprobieren." - „Was meinst du? Die Position oder die Vorspeise?" - „Beides natürlich, aber nicht auf falsche Gedanken kommen, du mit deinem Häschen und ich mit meinem Schatz."

Plötzlich tauchten Waschbrett-Adonis und Blondie auf und kamen direkt auf sie zu. „Hallo ihr beiden Zuckerschnecken, wo ist denn euer Begleitschutz? Hinter welchem Busch liegen denn die zwei?", wollte Blondie wissen und er setzte gleich nach „Das ist doch die Gelegenheit, komm Süße, lass es uns ihnen zeigen wie das geht, du wirst es sicher nicht bereuen. Angeheizt habt ihr euch ja schon, lass mal sehen wie heiß du schon bist..."

„Finger weg von ihr!", rief Alex setzte sich auf und blockte Adonis Hand ab, die sich auf Desirés Schenkel schieben wollte ab.

„Oho da hat aber einer einen steifen Hals bekommen. Komm her und ich kümmere mich um deine anderen Versteifungen..." entfuhr es Blondie mit lüsternen Blicken.

„Darum werde ich mich kümmern", meine nun Desiré und blocke Blondies Hand ab.

„Die beiden sind aber heute wieder bissig. Lass sie sich erst einmal aneinander abreagieren, wir können später noch einmal kommen. Vorher will ich DIR aber noch zeigen wie ein Mann so richtig kommt, lass uns da rüber gehen..." meinte Waschbrett-Adonis und nahm Blondie in den Arm. Sie griff im gleich in den Schritt und lachte „Au ja, der ist schon bereit, gute Idee, lass uns ein paar Rohre verlegen – Tschüss ihr beiden und viel Spaß, wir werden ihn sicher haben." Unterwegs griff Blondie in eine der vielen Schalen mit Kondomen und nahm sich welche mit.

„Das ist noch einmal gut gegangen. Die beiden wollen es einfach nicht kapieren, oder? Ich glaube wir müssen uns da etwas einfallen lassen, besonders heute da wir alleine sind."

„Du hast recht", antwortete Alex, „vielleicht sollten wir das tun, was sie von uns erwarten. Lass uns einfach so tun, als ob wir uns heute zusammen vergnügen wollen."

„Du meinst wir sollten so tun als ob ich dein Häschen wäre?" - „Genau, zumindest nach außen, vielleicht hält sie uns das vom Leib." - „Ich weiß nicht, ob das klappt? Wir werden schon sehen."

Sie drehten sich wieder auf den Bauch und setzten ihre Beobachtungen fort. Bei den Pärchen, bei denen sie nicht genau erkennen konnten was tatsächlich passierte, begannen sie ihre Phantasie spielen zu lassen und malten sich die Aktivitäten in den schillerndsten Farben gegenseitig aus. Das Spiel war anregend und sie spürte wie es sie zu erregen begann.

Nach einem kurzen, späten Mittagessen, fiel ihnen auf, dass sie von Waschbrett-Adonis aus sicherer Entfernung beobachtet wurden. „Ich glaub der kommt gleich wieder vorbei und will es noch einmal wissen,..." meinte Desiré, „wir sollten ihm das gleich mal austreiben und unser Spiel testen. Komm es ist sowieso an der Zeit, creme mich bitte noch einmal ein." Dabei setzte sie sich auf kniete sich vor ihn mit Blick zu ihrem Beobachter.

Diesmal griff Alex zum Sonnenöl und begann mit ihrem Rücken. Dabei strich er immer wieder mit seinen Händen ihre Seiten entlang und streifte dabei mit seinen Fingern ihre Brüste seitlich. „Ja gut so, und jetzt meine Brüste, er sieht schon erwartungsvoll herüber". Mit frisch gefüllten Händen griff ihr Alex nun sanft von unten her an ihre Brust und umklammerte ihre süßen Äpfel. Während er das Öl verteilte, legte sie ihren Kopf zurück auf seine Schultern und tat so, als ob er ihren Hals liebkosen würde. Mit festen aber dennoch zärtlichen Bewegungen massierte er ihre Brüste und knetete dabei ihre Nippel, die sich sofort aufzurichten begannen. Lüstern begann sie ihren Körper in geschmeidigen Bewegungen auf und ab zu wiegen und dabei ihren Unterkörper nach vorne in Richtung ihres Beobachters zu strecken. Alex fuhr mit seinen Händen ihren ganzen Oberkörper vom Hals bis zu ihren Oberschenken ab und massierte das Öl ein. Erneut goss er etwas Öl in seine Hände und fuhr ihr damit von hingen unter ihr Gesäß, hob sie sanft an, und führte seine rechte Hand in einer schnellen Bewegung zwischen ihren Beinen hindurch, hinauf bis zu ihre Venushügel. Sie spreizte ihre Beine breit auseinander und er wiederholte dieses Spiel noch einmal mit der linken Hand. Diesmal blieb er beim Rückweg in ihrem Schritt hängen und bewegte seine Hand vorsichtig vor und zurück. Mit der rechten umfasste er ihre Brust und massierte sie erneut.

Desiré begann laut aufzustöhnen. Es war ein echtes, ehrliches Stöhnen, sie wollte, dass es auch Waschbrett-Adonis hörte. Das Gefühl war schön, zu schön verboten schön - oder fiel das unter Notwehr? Sie bekam ein schlechtes Gewissen und wollte es beenden. Sie täuschte einen intensiven Orgasmus vor und ließ sich dann nach hinten in Alexs Arme fallen. Dort lag sie eine Weile bis er sagte „Jetzt fehlt nur noch der Teil für Blondie. Ich bin mir nicht sicher, aber ich glaube, sie sitzt gerade am Wasserfall und hat uns zugesehen."

„Also gut, dann auf ein Neues, komm setz dich so hin, dass sie dich schön im Profil sehen kann."

dirigierte ihn Desiré in die richtige Position und begann seinen Rücken einzuölen. Dazu verteilte sie etwas Öl auf ihren Brüsten und rieb sich mit ihnen an seinem Rücken. Mit Ihrem ganzen Körper begann sie sich an ihm zu reiben und damit seine Rückseite einzuölen. Gleichzeitig hob sie ihre Hände vor ihn und er goss etwas Öl hinein, welches sie sogleich auf seiner Brust verteilte und einmassierte. Während sie sich hinten an ihm rieb, glitten ihre Hände vorne langsam nach unten in seine Lenden. Dort stand er schon, der aufgerichtete Pfahl seiner Lust mit hochrotem Kopf. Sie umfasste ihn mit einem kräftigen Griff, sodass er sich instinktiv nach vorne beugte, und führte ihre zweite Hand weiter nach unten zu seinem Gehänge, welches auch intensiv eingeölt werden musste. Es war ein prickelndes Schauspiel und musste auf die unbedarften Beobachter einfach den Eindruck machen, als ob sie es heftig trieben. Mit beiden Händen massierte sie nun sein Geschlecht, und es gefiel ihr. „Wenn du jetzt mein Schatz wärst, würde ich es dir so richtig besorgen,..." hauchte sie in sein

Ohr, „aber so, sorry tut mir leid. Wenn du schon so weit bist und willst beuge dich weiter nach vorne und mach es dir selbst, es sieht dann so aus, als ob ich dich abmelken würde.

Er war wirklich kurz vor dem Abspritzen und er wollte diesen Druck jetzt loswerden. Wie ihm geheißen, beugte er sich leicht nach vorne und schob sich unter sie. Seine rechte Hand glitt zwischen seine Beine und massierte seinen öligen Schaft. Er kam bereits nach drei kurzen Bewegungen und schrie seine echte Lust heraus, bevor er sich auf seinen Bauch fallen ließ und erschöpft liegen blieb.

Desiré zog ihre Hand unter ihm hervor und legte sich an seine Seite, einen Arm um seine Hüfte gelegt.

„Ich hoffe wir haben das erreicht, was wir wollten." sagte sie mit einem leicht weinerlichen Unterton.

„Was ist los?", wollte er wissen, „Stimmt etwas nicht?".

„Nein, ja doch. Irgendwie fühle ich mich als Verräterin, wir haben doch gerade die Regel-3 gebrochen, jene Regel, die mir immer am wichtigsten war. Und jetzt hatte ich Sex mir dir, und zu allem Überdruss habe ich es sogar genossen, es war irgendwie schön und aufregend, aber es ist doch falsch!".

Er nahm sie in den Arm und küsste sie auf ihre Stirn. „Komm, sei nicht so streng zu dir. Einerseits war es doch nur Blümchensex und genaugenommen nicht einmal das, eher intensives Necking, schließlich habe ich es mir ja auch selbst gemacht."

„Blümchensex? Was soll das denn sein?", wollte Desiré wissen.

„Das ist ein schönerer Name für Softsex ohne Penetration." kam die Antwort. „Dein Schatz und mein Häschen werden dass, sicher verstehen, wenn wir ihnen die Zusammenhänge richtig erklären, und informieren müssen wir sie auf jeden Fall. Was meinst du was erst los ist, wenn sie eine eindeutige Schilderung gesteckt bekommen, da ist dann wirklich die Hölle los und wir kommen schwer in Erklärungsnotstand."

„Eigentlich hast du Recht. Wenn wir das erklärt haben, geht es mir sicher wieder gut. Ich hab da auch schon eine Idee wie ich meinen Schatz heute Abend so richtig in Stimmung bringen und ihn verwöhnen werde, dann wird er mir sicher verzeihen." setzte sie lächelnd nach und beide legten sich wieder hin. Irgendwie waren sie erschöpft und schliefen nach einigen Minuten ein.

Die kleine Insel war wirklich sehr schön, hatte etwa 100 m Durchmesser und war von einem Korallenriff umgeben. Dazwischen erstreckte sich eine geschätzte 10 m breite Lagune mit Türkis blauem knietiefem Wasser. Ein langer, schmaler Steg erstreckte sich von der Insel bis über die Riffkante hinaus. Das Boot wurde an zwei separaten, massiven Holzpfählen fest gemacht und sie konnten bequem auf die Insel übersetzen.

„In einer halben Stunde gibt es Mittagessen. Bis dahin könnt ihr die Insel erkunden oder tun was euch am liebsten ist." meinte der Guide mit einem breiten Grinser im Gesicht. Das ließen sich die beiden Japaner nicht zweimal sagen und verschwanden in den dichten Büschen, welche die Insel bedeckten. Ansonsten gab es nur noch einige Palmen.

Vanessa und Paul legten sich in die seichte Lagune und schaukelten mit den leichten Wellenbewegungen auf und ab. Zum Schutz vor der aggressiven Mittagssonne trugen beide leichte, dichte Badeshorts sowie T-Shirts. Jedes Mal wenn ihre Körper auf einer Welle auf schwammen und sich damit leicht aus dem Wasser hoben, klebte ihre Kleidung auf den nassen Körpern und die darunter liegenden Körperdetails zeichneten sich deutlich unter dem – infolge seiner Nässe - fast durchsichtigen Stoff ab, was besonders Vanessas Weiblichkeit deutlich hervortreten ließ. Der Anblick war erotischer, als wenn sie ganz nackt gewesen wäre und zeigte damit auch bei Paul wieder Wirkung. „Und was beobachtet dein Periskop so?

Gibt es was interessanten zu sehen?", frage sie lachend.

„Abgesehen von den prächtigen Einblicken auf deinen Body, gibt's eigentlich nur die Schönheit der Insel und Umgebung natürlich." Plötzlich drang ein entferntes Stöhnen zu ihnen herüber. „Hm, die Japaner sind wieder aktiv. Die müssen einen ganz schönen Nachholbedarf haben." meinte Paul mit einem amüsierten Gesichtsausdruck. „Ich wünsche ihnen, dass es diesmal endlich klappt. Unter Wasser war das ein schöner Reinfall, aber das hätten sie sich eigentlich denken können."

Nach dem Essen, für welches der schmale Steg als Tisch diente und sie selbst im Wasser davor standen, gab es wieder ein kurzes Briefing für den zweiten Tauchgang, der dann in einer Stunde stattfinden sollte. Zwischenzeitlich könnte man die Riffkante ja mit Schnorcheln erkunden und sich mit dem Tauchplatz vertraut machen, was beide Pärchen auch taten.

Der zweite Tauchgang war noch schöner als der erste. Die geringere Tiefe war von Vorteil, weil die Lichtverhältnisse über die gesamte erreichbare Tiefe besser waren. Im Riff selbst fanden sie zahlreiche kleine Höhlen, in denen sich Muränen und kleinere Fische versteckten, und es gab viele farbenprächtige Weichkorallen. In einer Höhle am Fuße des Riffes entdeckten sie sogar zwei Ammenhaie, die dort friedlich schliefen. Insgesamt blieben sie 1 Stunde und 20 Minuten unter Wasser, bis vom Guide das vereinbarte Zeichen – eine Unterwasserhupe – ertönte und sie zum nahen Boot zurück kehrten. Nachdem die Ausrüstung verstaut und gesichert war, halfen sie sich gegenseitig aus den engen Neoprenshorts, und kletterten auf das Sonnendeck, auf dem das japanische Pärchen bereits wieder auf ihren Plätzen lagen – eng umschlungen und innig küssend.

„Die müssen auf Honeymoon sein, so wie die aneinander kleben" meinte Vanessa belustigt. „Komm, drehe dich um, dann kann ich dich gleich abtrocknen und einölen." Sie griff sich ihr Badetuch und rieb ihn damit von oben bis unten trocken. Anschließend nahm sie die Sonnenölflasche und verteilte eine großzügige Menge über seine Schultern. Mit beiden Händen begann sie nun das herabfließende Öl flink soweit zu verteilen, dass es nicht mehr herunter tropfen konnte und massierte es in seine Haut ein. Zuerst den Rücken vom Hals bis hinunter an seinen Po. Mit einer neuen Portion Öl in ihren Händen, umfasste sie ihn von hinten und begann auch seine Brust und Bauch zu massieren. Als sie in seine Leistengegend kam, rieb sie sich mit ihren Brüsten an seinem Rücken und fragte leise „soll ich weitermachen oder willst du das selbst erledigen?".

Paul versuchte krampfhaft seine Erektion zu unterdrücken und antwortete „Was dir lieber ist. Ich bin ein fauler Macho und lasse mich gerne von dir einölen."

„Also gut, wenn du es so willst, ..." hauchte sie in sein Ohr und angelte sich die Sonnenölflasche und drückte sie ihm in die Hand. "...gibt mir bitte noch etwas Öl, damit es so richtig flutscht." Mit dem frischen Öl in ihren Händen griff sie ihm nun in den Schritt und verteilte es auf der Innenseite seiner Oberschenkel und seinen Hodensack. Jetzt konnte er es nicht mehr länger unterdrücken und spürte wie ihm das Blut in sein Glied schoss, welches sich sogleich aufzurichten begann. In diesem Moment waren ihre Finger zur Stelle und umfassten seinen halb erigierten Schaft. „Gut vor der Sonne schützen hat dein Schatz gesagt, du darfst ihn dir nicht verbrennen, sie will ihn voll funktionsfähig zurück. Also ölen wir ihn mal kräftig ein." Beide Hände bewegte sie nun mehrfach von den Hoden hinauf bis zur Eichel und massierte das Sonnenöl langsam und bedächtig ein. Ihm entfuhr ein unterdrücktes Stöhnen als sie seinen nunmehr voll erigierten und aufgepumpten Schafft massierte.

„So dass reicht jetzt, den Rest machst du dir entweder selbst oder lässt dir von deinem Schatz helfen." hauchte sie ihm zynisch ins Ohr und ging leicht in die Knie. Ihre Hände glitten hinab und massierten seine Beine weiter bis hinab zu den Füßen. Bevor sie aufstand, drehte sie ihn um und streckte langsam ihre Knie wieder durch. Als sie bei seinem noch immer erigierten Glied vorbei kam, pustete sie ihm kurz auf die Eichel, nahm die Ölflasche aus seinen Händen und goss ihm etwas in beide Hände. Dann drehte sie sich um, presste ihr Gesäß gegen seine steife Lanze und forderte ihn auf nun sie einzuölen.

Er hob seine Hände und umfasste damit ihre Brüste. Anschließend verteilte er das an ihr herablaufende Sonnenöl auf ihrem gesamten Oberkörper und massierte es ein. Genüsslich rieb sie dabei ihr Gesäß weiter gegen sein steifes Glied. Er wusste, dass er dieses hoch erotische Spiel nicht lange durchhalten konnte und er musste es abbrechen, bevor er über sie herfallen sie sie von hinten nehmen würde. Den einzigen Ausweg sah er darin, dass er langsam in die Knie ging und mit seinen Händen ihre Seite entlang nach unten strich. Dadurch entzog er sein steifes Glied ihrer lüsternen Pobacken und konnte sich wieder erholen. Ausgiebig massierte er jetzt ihre Beine von den Hüften bis hinab zu den Zehen. Zum Abschluss gab er noch eine Portion Öl in seine rechte Hand, stand er wieder auf und legte sie auf ihren Venushügel. Mit beiden Händen verteilte er das Öl von dort auf die Innenseite ihrer Oberschenkel und massierte mit den Daumen sanft über ihren Schambereich, bevor er mit der gesamten rechten Hand tief zwischen ihre Beine fuhr und sie wieder ganz langsam nach vorne über ihre Schamlippen zog. Sein Mittelfinger zog dabei eine tiefe Furche. „So jetzt bist auch Du gut eingeölt, damit dein Bärchen zu Hause dann auch gut fahren kann..." hauchte er ihr ins Ohr. „Dreh dich bitte um und ich kümmere mich auch um Deinen Rücken." Sie folgte ihm mit einem sinnlichen Stöhnen in dem eine leichte Enttäuschung mitklang, drehte sich um und hielt sich am der Reling fest. Während sie ihm ihr Gesäß entgegen streckte verteilte er etwas Öl darauf und massierte es ein. Dabei schlug er spielerisch mit seinem Becken immer wieder mal gegen sie. Aus der Perspektive der Japaner musste das so aussehen, als ob er sie dabei von hinten ausgiebig nehmen würde. Sie erkannte sein Spiel sogleich und begann entsprechend zu Stöhnen - ganz wie bei „Harry und Sally", immer intensiver und intensiver täuschte sie perfekt einen Orgasmus vor. Die beiden amüsierten sich köstlich dabei und die beiden Japaner saßen mit offenen Mündern daneben. Als sie fertig waren, drehte sie sich abrupt um, drückte ihm einen knappen Kuss auf die Wange und ließ ein betont kühles „Thanks" hören. Sie mussten sich beherrschen um nicht lauf aufzulachen, als sie sich auf ihre Badetücher legten und sich ansahen.

„Wenn wir zurück sind, müssen wir Bärchen und deinem Schatz einiges beichten und Erklären." flüsterte Vanessa ihm zu. „Das stimmt allerdings. Trotzdem bin ich gespannt auf die Schilderungen und Gerüchte die daraus entstehen."

Als das Boot wieder am Steg im Resort anlegte, war niemand da, der sie begrüßte. „Wo sind sie nur? Ich hatte eigentlich ein Empfangskomitee erwartet." sage Paul.

„Ich glaube sie liegen da in der Cabana und schlafen – muss wohl ein anstrengender Tag gewesen sein, bin mal gespannt was sie uns so erzählen werden."

Als sie an die Cabana herantraten, sahen sie Desiré und Alex nackt tief und fest, aneinander gekuschelt schlafend. Sie lag auf dem Rücken, er halb auf der Seite zu ihr gewandt. Sein angewinkeltes rechtes Bein lag zwischen ihren leicht gespreizten Beinen, seine rechte Hand auf ihrem Bauch. Einer ihrer durchsichtigen Schals bedeckte die Szenerie ohne jedoch die Details zu verhüllen. Er trug auch sichtbare Spuren des vorangegangenen Spiels – er klebte mit dem eingetrocknetem Sperma an Alex Oberschenkel.

„Also ich glaube, dass uns die beiden diese Position auch erklären sollten. Ich würde zu gern ein Foto machen, dann weg gehen und es ihnen beim Abendessen vorlegen." meinte Paul verschmitzt lächelnd.

Als sich Vanessa zu ihrem Bärchen beugte und ihm ein zärtliches „Hallo mein Süßer ich bin wieder da..." zu hauchte, erwachte Desiré und fuhr sie noch schlaftrunken an „Na komm Blondie, lass ihn doch endlich in Ruhe....", bevor sie erkannte wer da wirklich vor ihnen stand.

„Oh, ihr seid's, wie war der Tauchausflug?", Erst jetzt bemerkte sie, in welch verfänglicher Position sie lagen. „Nun, ich kann das erklären, das sieht jetzt anders aus als es tatsächlich ist..." versuchte sie sich zu verteidigen.

„Ja, ja das sagen alle, ..." unterbrach sie ihr Mann „... auf die Erklärung sind wir schon gespannt, aber zuerst will ich einen Willkommenskuss!", und er legte sich an ihre Seite und küsste sie, während sich Bärchen verlegen erhob und vor seine Frau trat. Auch sie umarmte ihn und küsste ihn impulsiv.

Der Zungenkuss zwischen Desiré und Paul dauerte lange und war intensiv. Als er sich von ihr löste, strich er mit seiner Zunge ihren Hals nach unten, hin zu ihren Brüsten. Dort umkreise er einige Male ihre bereits aufgerichteten Nippel und setzte seine Reise dann weiter fort über ihren Bauchnabel und noch tiefer. Sie spreizte ihre Beine bereitwillig weiter auseinander und machte damit den Weg frei für seine Zunge, welche ein paar Mal über ihren Kitzler strich und sich dann ihrem heißen Loch widmete. Dieses wurde von ihr intensiv umkreist und untersucht, bevor sie wieder ihren Rückweg antrat. Wieder bei ihren Lippen angekommen, küsste er sie noch einmal und meldete mit einem zynischen Lächeln auf den Lippen: „OK, sie ist sauber, nichts passiert, war wirklich anders als es aussah..."

„Du Schuft!", rief sie aus und boxte ihn in die Seite. „Ich hab doch gesagt, dass wir das erklären können!".

„Beruhige dich mein Schatz, ich wollte dich doch nur aufziehen. Eigentlich müsst ihr gar nichts erklären, aber trotzdem bin ich gespannt was passiert ist. Ich weiß, dass ich mich voll und ganz auf dich verlassen kann und schließlich haben wir unsere Regeln. Außerdem müssen wir euch auch etwas erzählen, bevor ihr irgendwelche Gerüchte hört und auf vollkommen falsche Gedanken kommt."

„Was soll das jetzt heißen?", wollte Alex wissen, „Was habt ihr angestellt?".

„Nichts mein Bärchen – fast, nichts. Wir haben unsere Regeln eingehalten – ganz großes Ehrenwort, aber irgendwie war es auch knapp." versuche ihn Vanessa zu beruhigen, während sie ihm den an seinem Oberschenkel klebende Schal abnahm. „Die Details kommen gleich, jetzt wollen wir einen leckeren Drink, am Boot gab's nur Wasser, Bier und Cola, und ich will was Fruchtiges. Und dann losen wir aus, wer zuerst von seinen Erlebnissen und Abenteuer erzählen darf. Wir haben jedenfalls einiges spanendes zu berichten."

Sie winkten einen der umherstreifenden Pagen heran und bestellten sich vier Cocktails. Sie vereinbarten, dass sie ihre Erlebnisse in der Reihenfolge der Drink Vergabe erzählen würden. Als der Page zurückkam, erhielt Vanessa als erste ihren Drink und durfte somit beginnen.

Lustig und spannend erzählten alle was passiert war und schilderten auch offen und ehrlich die prickelnden Details. Abschließend stelle Desiré fest: „Also gut, fassen wir mal zusammen. Wir sind in einem wunderschönen Lifestyle Resort und hier geht es vorwiegend um Sex, intensiven Sex, so wie wir ihn auch in den letzten Tagen gemeinsam genossen haben. Heute haben wir alle eine neue Erfahrung gemacht. Wir haben eine neue Seite im großen Buch der Liebe und Leidenschaft aufgeschlagen. Wir sind das erste Mal an die Grenzen unseres derzeitigen Verständnisses von Sex und Liebe gekommen und haben diese ausgetestet. Wenn ich es richtig verstanden habe, taten wir das alle mit der nötigen Portion Respekt und auch ein bisschen schlechtes Gewissen. Im Grunde haben wir immer im gegenseitigen Einverständnis gehandelt und das Vertrauen des anderen nicht missbraucht. Ich finde, dass es ein Beweis echter Liebe ist, wenn man mit dieser Situation so offen umgehen kann, wie wir es gerade tun. Damit ist es auch nichts Verwerfliches, weil wahre Liebe nichts Verwerfliches sein kann. Wir sind einfach ein „geiles Team", also lasst uns unseren Urlaub genießen und unser Spiel weiterspielen – wir sind Spanner!", Alle lachten zustimmend und sie küssten sich reihum.

Auf der Cabana liegend beobachteten sie dann gemeinsam, aufmerksam die umherstreifenden Gäste und teilten sie, gemäß ihrer bisherigen Erlebnisse, in mehrere Kategorien ein. Diese reichten, je nach ihrem äußeren Erscheinungsbild und Verhalten von „Sahnehäppchen" bis „Verhütungsmittel" bzw. von „Mauerblümchen" bis „Sex-Maniacs". Alex hielt die einzelnen Feststellungen und Kommentare auf einer Serviette fest und verkündete am Ende das Ergebnis seiner Statistik.

„Dann hört mal her, was wir so herausgefunden haben. Zuerst mal das äußere Erscheinungsbild:

- Wir haben etwa 15% „Sahnehäppchen", mehr als 2/3 davon weiblich und Waschbrett-Adonis als Spitzenreiter bei den Männern.

- Etwa 25% „recht ansehnlich", die man nicht sofort von der Bettkante stoßen würde. Hier fällt auch Blondie rein, auch wenn Vanessa das aus verständlichen Gründen etwas anders sieht, aber du wurdest überstimmt.

- Knappe 30% „mittelmäßig", die einfach nicht weiter auffallen und einen kalt lassen
- Nochmal 20% fallen in die Kategorie „uninteressant", hier haben wir knapp mehr als die Hälfte Frauen dabei.
- Und zum Abschluss noch die Kategorie „Verhütungsmittel - bleib mir lieber vom Leib" mit einem deutlichen Frauenüberhang, was ich eigentlich nicht erwartet hätte."

„Und wie sieht's beim Verhalten aus," wollte Desiré wissen, und Alex setzte seine Ausführungen fort. „Also dann sehen wir mal:

- Die „Mauerblümchen" machen in etwa 10% aus und sind durchwegs Pärchen. Haben sich offensichtlich in der Anlage geirrt und wollten einen reinen FKK Urlaub.
- Die „Heimlichtuer" treten mit etwa 20% diskret in Erscheinung. Hier sind auch das eine und andere Pärchen dabei, die sich mal

zu einem 4'er zusammen getan haben und sich gegenseitig streicheln, aber alles immer schön diskret und so, dass es möglichst niemand sehen kann.

- Die „Lockeren" stellen die größte Gruppe. Mit etwa 40% sind sie recht freizügig und unbedarft. Hier fällt auf, dass die meisten dabei zwar recht locker im Umgang mit anderen sind, dann aber doch unter sich bleiben und kaum mit anderen zur Sache kommen. Da haben wir uns auch selbst eingereiht.

- „Hansdampf in allen Gassen" sind doch etwa 20% mit einem leichten Männerüberschuss. Wenngleich die von uns geschätzte Erfolgsquote bei den Damen höher liegen dürfte. In dieser Gruppe gibt es eigentlich keine Pärchen mehr die in der Öffentlichkeit gemeinsam romantisch werden. Positiv fällt auf, dass hier durchwegs Kondome verwendet werden.

- Ja und dann hätten wir noch unsere „Sex-Maniacs" mit den uns bekannten Paradevertretern: Waschbauch-Adonis und Blondie. Sie machen etwa 10% aus und baggern alles an, was nicht schnell genug die Flucht ergreift."

„Und was will uns deine Statistik jetzt sagen?", fragte Desiré.

„Das wir doch eigentlich ganz normal und keine Ferkel sind." Lachte Vanessa

„Ganz normal? Nein Häschen, bitte nicht ganz normal, da wären wir ja langweilige Spießer so wie unsere Bekannten. Nein, ich würde sagen wir wissen was wir wollen, was gut für uns ist und wie wir es genießen."

„Naja, zumindest hier in unserem Urlaub, weit weg von unserem Alltag." merkte Desiré an. „Sei mir nicht böse, aber was wir hier gemeinsam machen, traue ich mich in unserem Alltag nicht. Ich kann mir nicht vorstellen mit einem anderen Pärchen gemeinsam auf einem Bett Sex zu machen, oder an ihrem Mann herum zu spielen. Hier haben wir den nötigen Abstand vom Alltag und – bitte versteht mich jetzt nicht falsch – wir haben Regel-6: alles bleibt hier und nichts geht mit, außer unsere Erinnerungen und Erfahrungen."

„Ich gebe dir vollkommen Recht mein Schatz, zu Hause wird es sicher nicht so weiter gehen wie hier. Schon alleine, weil wir uns sicher nicht auf die Suche nach einem anderen Pärchen machen werden – nach einem wir ihr könnten wir wahrscheinlich sowieso ewig suchen – aber wie du schon richtig sagtest, unsere Erfahrungen und Erinnerungen nehmen wir mit und mit diesen haben wir uns auch verändert, zumindest ein Stückchen. Was wir daraus machen, wird uns die Zukunft zeigen. Jedenfalls glaube ich, dass wir an unseren Erfahrungen wachsen werden."

„Hört, hört," sagten Vanessa und Alex, „gut gesprochen, lasst uns darauf trinken und dann geht's ab zum Abendessen."

Nach dem Abendessen verzogen sich Vanessa und Alex gemeinsam auf ihr Zimmer und wollten dort den Tag ausklingen lassen. Desiré und Paul schlenderten eng umschlungen an den Strand, spazierten durch das knöcheltiefe Wasser und legten sich schließlich auf den Steg und beobachteten den Sternenhimmel.

„Schatz,..." setzte Desiré nach einer Weile an, „..jetzt mal ganz ehrlich und ohne Ausflüchte. Willst du es mal mit Vanessa so richtig treiben? Nehmen wir mal an, ich hätte nichts dagegen und würde es dir erlauben, würdest du es wollen?".

„Wenn du eine direkte Antwort willst: NEIN. Wenn es dir um meine Phantasien und Vorstellungen geht sage ich: unter Umständen."

„Was soll „unter Umständen" heißen?", fragte sie mit ruhiger Stimme nach.

„Fangen wir mit dem klaren Nein an. Wenn du heute sagst, dass ich es morgen mit ihr machen kann, während du nicht dabei bist oder auch wenn du uns zusiehst, dann lautet die Antwort ganz klar

Nein, weil ich genau weiß, dass es dir im Grunde deines Herzens nicht recht ist und es nur mir zuliebe akzeptieren würdest. Wenn sich das ganze aus einem gemeinsamen Spiel heraus ergibt, in dem wir alle gemeinsam unsern Spaß haben und wir uns gegenseitig so richtig anheizen, bis wir uns einfach treiben lassen und das genießen was kommt, könnte ich mir vorstellen, dass es passieren kann. In anderen Worten: geplant und absichtlich NEIN, im Rausch der Gefühle an deiner Seite JA, weil es dann aus deinem Innersten heraus kommt und du in diesem Moment dasselbe erleben würdest. Dann würden wir es gemeinsam erleben und brauchen weder uns selbst gegenüber noch gegenseitig Gewissensbisse haben."

„Das hast du aber schön gesagt mein Schatz, danke! Ich liebe Dich" und sie küsste ihn innig auf seine Lippen. Er drehte sich leicht zu ihr hin, ergriff sie und drehte sie geschickt auf seinen Körper herauf, wo er sie mit beiden Armen eng umschlungen festhielt. Sie küssten sich lange und innig, ihre Zungen spielten dabei miteinander und in sanften rollenden Bewegungen rieben sie ihre Körper aneinander. Sie richtete sich kurz auf, um ihr Kleidchen über den Kopf zu streichen und auf den Steg fallen zu lassen. Mit seinen Händen auf ihren Brüsten hielt er sie in dieser aufrechten Position. Während er ihre Brüste zärtlich massierten, stützte sie sich mit ihren Händen auf seinen Oberschenkeln ab, legte ihren Kopf zurück und begann mit ihrem Unterleib sich in wiegenden Bewegungen an seinem wachsenden Glied zu reiben. Er trug noch einen seiner sexy Slips, die zwar eine große Dehnfähigkeit aufwiesen, bei voller Größe seines Gliedes doch etwas zu eng wurden.

Er spürte wie sie ihre Spalte an seinem Schaft rieb. Er spürte ihre Feuchte durch das dünne Netzgewebe, welche seinen Schaft eng umspannte. Er spürte wie sein Schaft immer weiter wuchs und gegen den engen Stoff drückte. Er spürte, wie sich das Netzgewebe in seine empfindliche Eichel drückte. Er spürte den aufkommenden Schmerz und wusste, dass er sein Höschen so schnell wie möglich loswerden musste. Er wollte seine Hände von ihren Brüsten nehmen um sich seinen Slip auszuziehen, sie aber griff nach seinen Händen und legte sie wieder auf ihre Brüste.

Sie fühlte dass sich etwas Störendes zwischen seinem Schaft und ihrer nassen Spalten befand. Sie fühlte die feine Netzstruktur seines Slips, es rieb sich an der Innenseite ihrer Schamlippen. Sie fühlte, wie sich sein Schaft gegen das störende Gewebe wehrte und ihm zu entkommen versuchte, wie er sich dagegen stemmte. Sie fühlte, dass er ihm entkommen wollte, um sich mit ihr zu vereinigen. Sie fühlte, wie er seine Hände von ihren Brüsten nahm und sie wehrte sich dagegen. Sie wollte weiter fühlen, wie er sie massierte, ihre Nippel liebkoste, er durfte nicht damit aufhören.

Sie wusste, dass sie sich von ihm lösen musste um ihm den störenden Slip auszuziehen. Warum ausziehen? Es war doch nur der kleine Teil Stoff, welches seinen Schaft einsperrte, nicht der ganze Slip. Warum gleich den ganzen Slip ausziehen? Wenn man Milch wollte, kaufte man schließlich auch nicht die ganze Kuh. Nein, nur den störenden Teil, nur diesen klein Teil des Stoffes musste sie loswerden. Vorsichtig tastete sie sich mit ihren Fingern nach seiner Schaftspitze und fand was sie suchte: den Teil des Stoffes, der am stärksten durch den nach Freiheit suchenden Schaft gedehnt war. Vorsichtig setzte sie ihre Fingernägel an und mit einem kurzen schnellen Ruck riss sie an dem gespannten Stoff. Der gab nach und sie hörte ein leises „Ritsch".

Er spürte wie der Druck gegen seine Eichel nach ließ und wie sein befreiter Schaft in die Freiheit drängte. Sie fühlte, wie der harte Schaft befreit von seinem Gefängnis, gegen ihre Spalte drückte. Er spürte, wie sie sich wieder nach vorne schob. Sie fühlte, wie sich sein steifes Glied in ihre Spalte legte und sie auf ihm empor glitt. Er spürte, wie ihr Saft seine Eichel einölte und ihre wiegenden Bewegungen sie durch ihre nasse Spalte gleiten ließ. Sie fühlte, wie seine heiße pulsierende Spitze abwechselnd gegen ihre Klitoris und dann wieder gegen ihre lüsterne Pforte drückte.

Sie liebte es, wenn sie die volle Kontrolle hatte und sich an ihm reiben konnte, wenn sie ihren Rhythmus bestimmen konnte, wenn sie bestimmen konnte, wann er in sie eindringen durfte – und das war jetzt. Jetzt wollte sie seine Lanze, seinen Lustspeer, seinen harten Baum, sein Rohr in ihr spüren, von ihm aufgespießt und gespalten werden. Jetzt nahm sie es in ihre Hand und führte es an den Eingang ihrer Lustgrotte und saugte seine Eichel ein. Nicht tief, nur soweit, dass er gerade in ihr steckte. Er wollte nachstoßen, tiefer in sie eindringen, doch sie wippte mit, wehrte sich dagegen, während ihre Hand den Riss in seinem Slip noch etwas vergrößerte und auch seine Juwelen befreite.

Dann hielten beide inne und sie begann ihre Vagina so gut sie es konnte zusammen zu pressen. Sie wollte sein empfindliches Glied in dieser Position massieren. Sie hielt dies aber nicht lange durch und so senkte sie sich langsam auf seinen Schaft und ließ ihn in sich eindringen, tiefer und immer tiefer. Als er ganz in ihr steckte, nahm sie seine Hände und legte sie hinter ihren Hals. Sie deutete ihm, sich nun ebenfalls aufzurichten und zog ihn langsam hoch und zu sich heran. Als er seine Füße zu ihrem Gesäß hin etwas anzog, umschlang sie mit ihren Beinen seine Hüften und presste ihre Fersen gegen sein Gesäß. Jetzt saßen beide in einer Art Schneidersitz, während sein Glied tief in ihrer Vagina steckte. Eine Stellung die im Kamasutra als „Lotusblume" beschrieben ist.

Vorsichtig begannen sie nun ihr Liebesspiel und bewegten ihre Hüften synchron: er vor und zurück und sie auf und ab. Erst langsam und dann immer schneller und heftiger. Mit seinen Händen an ihrer Hüfte sorgte Paul dafür, dass er ihr dabei nicht entglitt, während sie ihre Arme um seinen Hals geschlungen hielt. Ihre Lippen führten derweilen einen lustvollen Tanz auf und ihre Zungen schnalzten dazu.

Diese Position war angenehm, aber sie liebte eine andere mehr – den Schmetterling. So ließ sie sich nach einer Weile langsam nach hinten auf ihren Rücken gleiten und streckte ihre Beine weit gespreizt nach oben. Er fasste in ihre Kniekehlen und hielt ihre Beine. Dann setzten sie ihre Hüftbewegungen fort. Diesmal stieß er nach oben und sie schob ihr Becken vor und zurück gegen ihn. Jetzt hatte er die Kontrolle und konnte seine Stöße kontrollieren. Stärker und stärker trieb er seinen harten Schaft in sie hinein.

Jetzt spürte sie, wie sein hartes Glied an der vorderen Innenwand ihrer Vagina rieb, direkt auf dem Punkt, der sie in Ekstase versetze. Direkt auf ihrem G-Punkt – das war es, warum sie diese Stellung so liebte, aber nicht gleich am Anfang, erst wenn sie soweit war und wusste, dass auch er seinem Höhepunkt nahe war. Mit aller Kraft stemmte sie sich gegen seine Stöße und verstärkte dadurch seinen Druck auf ihren Lustpunkt. Sie spürte, wie das zarte Gewebe sich mit Blut füllte, anschwoll und vor Lust zu platzen drohte. Sie spürte, wie seine Spitze dagegen schlug und die Nässe aus ihr heraus floss. Sie wölbte ihren Unterleib hoch hinauf, damit er direkt von unten möglichst senkrecht auf den einen kleinen Punkt drücken konnte, auf ihren ganz persönlichen Startknopf mit dem er ihre Raketen starten und zur Explosion bringen konnte. Sie spürte, wie er mit einem kräftigen Stoß genau auf diesen Knopf drückte.

Er fühlte ihre Explosion. Er fühlte, wie sie von der Druckwelle ihres Orgasmus überrollt wurde und sich ihr Unterleib verkrampfte. Er gab ihr etwas Zeit, drei, vier Sekunden nur, dann stieß er noch ein paar Mal heftig zu und fühlte auch seinen Orgasmus kommen, er fühlte die Zuckung die sich von seinen Hoden den Schaft entlang bis zu seiner Eichelspitze hinauf zog.

Sie spürte den Schwall heißer Lava die er in sie ergoss, mit der er sie füllte, mit der er ihren Startknopf hinweg fegte. Sie spürte es drei Mal - und drei Mal überkam sie dabei ein wohliges Gefühl der innigen Vereinigung, nicht ganz so heftig wie der Orgasmus zuvor, aber fast, und es war schön, sehr schön.

Erschöpft brach er über ihr zusammen und küsste sie lange und intensiv. „Ich liebe dich!", hauchte er ihr ins Ohr.

Langsam schrumpfte sein Glied wieder auf sein Normalmaß und zog sich damit aus ihrer Vagina zurück. Sie fühlte wie er den engen Eingang passierte und sich dieser hinter ihm schloss. Sie fühlte auch, wie eine warme, klebrige, gallertartige Flüssigkeit aus der verbleibenden Öffnung floss. langsam aber unaufhaltbar nach unten, durch ihre Pobacken bis auf das Holz des Steges. Es waren die Säfte ihrer Lust, seine und ihre in einer goldenen Mischung.

Sie blieben noch eine ganze Weile so liegen, streichelten und küssten sich.

„Schatz, langsam wirst du mir zu schwer und das Holz ist nicht gerade weich, könnten wir nicht in unser weiches Bett wechseln?", flüsterte sie ihm schließlich ins Ohr.

Partner Massage

„Für heute haben wir Mädels etwas ganz besonderes vorbereitet" verkündete Vanessa nach dem Frühstück. „Ich habe uns den Massageraum reserviert, er gehört für 2 Stunden uns ganz alleine. Da sind zwei Massageliegen drin und da dürft ihr zwei uns beide Mal so richtig massieren während wir es uns gut gehen lassen und entspannen. Da wir beim Eincremen schon gesehen haben, dass ihr beide das gut könnt, schlagen wir vor, dass wir den Partner zur Abwechslung mal tauschen. Das zählt dann auch nicht als Betatschen, sondern als ausgiebige Genussmassage und ist somit regelkonform. Was mein ihr dazu? Irgendwelche Einwände oder Verbesserungsvorschläge?".

„Und was ist mit uns, wer massiert uns?", wollte Paul wissen.

„Wir sind die Prinzessinnen und ihr seid unsere Lustsklaven..." lachte Desiré und setze nach „...mir gefällt das, zwei Stunden Massage, super, das wird entspannend - mal sehen wer besser massieren kann, ein kleiner Wettkampf kann nie schaden." Alle lachten und gemeinsam setzten sie sich in Richtung Massageraum in Bewegung.

Dieser lag etwas abseits auf einer kleinen Anhöhe auf einem zusätzlichen Sockel, sodass man nicht durch die offenen Fenster blicken konnte. Die Türe selbst war blick dicht und konnte von innen verriegelt werden. Alles ganz nach dem Motto „Spanner, nein danke!". Der Innenraum war sehr hell und die Wände waren mit altgriechischen Motiven verziert. Teils als Malereien, teils als Mosaike, aber auch in gemischter Ausführung. Die Motive zeigten durchwegs nackte Pärchen in unterschiedlichen Posen. Nicht anrüchig, doch anregend lasziv.

„Jetzt noch einmal kurz zu unseren Regeln" tönte Vanessa. „Es soll eine genussvolle Massage werden, wir wollen so richtig verwöhnt werden, ganz so wie wir es gewohnt sind. Eure Knüppel bleiben aber im Sack, massiert wird mit den Händen,

Ellbogen und flinken Fingern und auch nicht mit der Zunge. Alles gemäß unseren Regeln, verstanden? Wenn ihr eure Sache gut macht, bekommt ihr hinterher auch eine Belohnung." Die beiden Frauen zwinkerten sich kurz zu und legten sich dann rücklings auf ihre Liegen in Position.

Die Männer nahmen die bereit gestellten Ölflaschen zur Hand und begannen das Öl vorsichtig auf ihren Frauen zu verteilen. Irritiert blickte Vanessa ihren Alex an, „hatten wir nicht gesagt, dass wir diesmal einen Partnertausch machen wollen?".

„Rückzieher lassen wir nicht gelten." kam es von Desiré.

Lachend tauschten die Männer ihre Plätze, stellten sich an das ihnen zugewiesene Kopfende und umfassten mir ihren Händen die Brüste der beiden Frauen. „Ist es so richtig?", wollte Paul wissen und begann die kleinen aber festen Brüste von Vanessa zu massieren.

„Ja, schon besser so und jetzt zeigt war ihr könnt, sonst gibt's Abzüge bei der Belohnung" antworte sie und schloss ihre Augen.

Auch Desiré schloss ihre Augen und gab sich ganz den streichelnden Händen von Alex hin. Sie erinnerte sich an ihr Erlebnis vom Vortag und Pauls zustimmenden Ausführungen. Sie wusste, dass sie es diesmal genießen konnte, direkt unter seinen Augen und das machte sie zusätzlich an. Mit seinen großen Händen umfasste Alex ihre Brüste und knetet sie sanft und sehr zärtlich. Sie spürte wie ihre Nippel hart wurden und sich zwischen seinen Fingern empor streckten. Gekonnt begann er diese nun leicht zu öffnen und schließen und verpasste ihnen damit eine Extra-Massage.

„Oh, das ist gut, ja so gut" stöhnte sie leise, kaum hörbar und ihr Atem wurde schwerer. Jetzt veränderte Alex seine Methode leicht und begann mit den Fingern ihren äußeren Brustkorb von den Brüsten herab zu massieren. Seine Daumen blieben dabei immer in Reichweite ihrer Nippel und massierten diese weiter mit leicht kreisenden

Bewegungen. Nach wenigen Minuten dieser anregenden Massage löste sich ihre anfängliche Anspannung vollständig und sie konnte spüren, wie sich eine wohlige Hitze durch ihren Körper schlich. Die Massage zeigte Wirkung und das auch an Stellen, die er noch gar nicht berührt hatte.

Langsam arbeiteten sich die beiden Männer mit ihren geschickten Händen an den weichen Körpern voran. Verteilten immer mehr Öl, bis die Haut schön glänzte und ihre Finger jeden einzelnen Muskel ertasten und massieren konnten. Dem synchronen Stöhnen ihrer Prinzessinnen konnten sie entnehmen, dass diese das Spiel in vollen Züge genossen und mit ihrer Phantasie bereits wer weiß wo waren. Immer wieder leckten sie sich mit ihrer Zunge über die Lippen.

Wie zwei Synchron-Masseure ließen sie ihre Hchanden in streichenden Bewegungen über die glänzenden Oberkörper gleiten, immer weiter und weiter hinunter, vom Hals über die Brüste zum Bauchnabel und weiter bis knapp in die blank rasierten Bikinizonen, und dort mit kreisenden

Bewegungen den Venushügel sanft zu massierten, was wiederum von einem angeregten Stöhnen in Stereo quittiert wurde.

Desiré spürte wie sich eine Hand langsam auf die Innenseite ihres linken Oberschenkel schob und dort zwischen Knie und Schritt hin und her wanderte, während die zweite dasselbe Spiel auf der Außenseite vollführte. Wie von selbst begannen sich ihre Schenkel zu öffnen, um ihm mehr Raum für diese sinnlichen Bewegungen zu bieten. Zwischen ihren Schenkeln begann es zu pulsieren und sie fürchtete, dass Alex die Hitze welche aus ihrer heißen Vagina strömen musste bemerken würde. Er spürte es, und er konnte die leichte Feuchtigkeit zwischen ihren Schamlippen glänzte bereits erkennen. Als ob nichts wäre, setzte er seine Massage fort und massierte ihren Oberschenken. Bei seinen kräftigen Bewegungen kam es schon vor, dass die innere Hand am oberen Ende an die feuchte Spalte stieß, jedes Mal quittiert von einem lustvollen intensiven Stöhnen. Hinter seinem Rücken vernahm er ähnliche Lustgeräusche und wusste, dass auch seine Frau voll auf ihre Rechnung kam. Langsam, ganz langsam arbeitete er sich weiter nach unten in Richtung Zehen vor, allerdings machte sein Hand auf der Innenseite immer wieder einmal einen kurzen Ausflug bis zu jener Spalte, bei deren Berührung Desiré immer so lustvoll reagierte. Offensichtlich genoss sie diese Berührungen und hatte ihre ursprünglichen Ängste bereits abgelegt.

Dann standen beide Männer gemeinsam am Fußende der Massageliegen und massierten die Zehen ihrer Prinzessinnen. In jeder Hand ein Bein, Daumen auf der Fußsohle, die Finger auf der Oberseite, massierten sie die Füße und hoben sie bis an ihre Lippen. Ein sanfter Kuss leitete eine leicht kreisende Bewegung mit den Beinen ein. Beim Öffnen konnten sie direkt in das Zentrum zwischen den Schenkeln blicken. Der Anblick war überwältigend. Sie erkannten, dass die Schamlippen beider Frauen feucht waren und sich eine feine feuchte Spur wie ein Rinnsal in Richtung Gesäß zog. Mit einem breiten Grinser begannen sie sich vis-a-vis aufzustellen und langsam am zweiten Bein wieder nach oben zu massieren. Sie wussten, ihre Prinzessinnen waren nun reif für den Höhepunkt der Massage.

Auch Desiré fühlte was auf sie zukommen würde, als die kräftigen Hände jetzt ihren rechten Oberschenkeln massierten. Sie wusste, dass die Hand gleich wieder ihre Spalte berühren würde. Zunächst nur sanft, fast unabsichtlich, dann aber immer gezielter und fester. Sie hielt ihre Augen geschlossen und fühlte die Hitze in ihr aufsteigen. Sie bemerkte wie die Nässe zwischen ihren Beinen immer stärker wurde und sich tropfenweise durch ihre Spalte in Richtung Gesäß bewegte. Wieder keimten Zweifel in ihr auf, ob sie das zulassen sollte. Was war mit Regel-3? Das war kein Blümchensex mehr, war es nur eine erotische Massage oder vielleicht doch echter Sex? Sollte sie das Spiel abbrechen? „Andromeda, Andromeda" schoss es ihr durch den Kopf, aber sie konnte das Wort nicht auszusprechen, zu sehr war sie in ihrer Lust gefangen.

Dann war es soweit, die Hand stieß wieder gegen ihre Spalte, fester als sie es zunächst erwartet hatte. Mit jedem Massagestreich steigerte sich die Intensität weiter, nicht so, dass es wehgetan hätten, nein vielmehr fordernd, nach Einlass begehrend. Plötzlich legte sich die Hand in ihrer vollen Breite über ihren Venushügel und sie spürte wie sich drei Finger von oben herab zwischen Ihre Schenkel schoben. Einer links, einer rechts und einer zwischen Ihren Schamlippen, die sich doppelt so groß anfühlten wie gewohnt. Sie spürte das Pochen ihres Blutes als sich die drei Fingen sanft auf und ab bewegten und ihren Schambereich massierten.

„Wie war das mit der regelkonformen Genussmassage?", hörte sie Paul fragen. „Entspricht sie Euren Erwartungen und Wünschen? Nur Hände und Finger ganz wie gewünscht, oder wollt ihr, dass wir aufhören?".

„Nein, nein nur das nicht, noch habt ihr Euer Soll nicht erfüllt" kam es laut stöhnend von Vanessa. Desiré brachte nur ein bestätigendes Stöhnen heraus als sich der Mittelfinger in ihre Spalte bohrte und dort mit leichten kippenden Bewegungen in sie eindrang, ganz so als ob er etwas aus ihr heraus kratzen wollte. Gleichzeitig massierten die beiden anderen Finger ihre Schamlippen während sich der Daumen den Bereich ihres Kitzlers vornahm. Diese simultane Stimulation war derartig überwältigend, dass sie ihre Finger tief in die Schaumstoffauflage der Massageliege krallte. Sie fühlte wie ihr Saft aus ihrer Vagina schoss und ihre letzten Bedenken wegschwemmte. Jetzt aufzuhören und sie ihrer Lust zu berauben, wäre unmenschlich – nein jetzt war sie so weit, jetzt wollte sie den ganzen Rest auch noch. Sie wollte die volle Ekstase erleben, sich ganz ihrer Lust hingeben – unter den Augen ihres geliebten Paul. Jetzt war es egal wer sie hier verwöhnte, in ihrem Kopf war nur noch Lust und sie ließ sich davon treiben.

Mit heftigen Zuckungen reckte sie ihr Becken nach oben um die Stimulation weiter zu verstärken. Drei vier, fünfmal reckte sie sich empor bis die Welle eines Orgasmus über sie herein brach. Das dieser ihr von einem anderen Mann beschert wurde war jetzt völlig egal. Es zählte nur das jetzt und das war bombastisch orgastisch. Dafür, genau dafür waren sie ja in diesen Urlaub gefahren, genau solche Orgasmen wollte sie er- und durchleben und sie hatte schon so viele erlebt und sie wollte noch mehr davon. Jetzt war sie süchtig danach.

Als sie langsam wieder zu sich kam und die Augen öffnete stand ein grinsender Alex vor ihr und strich ihr sanft mit seinen Mittelfinger über ihre Lippen. Sie öffnete sie, saugte ihn ein und leckte ihre eigene Lust von ihm ab. Sie schmeckte etwas bitter, aber trotzdem angenehm.

Dann drehte sie sich zum Nebentisch und beobachtete wie sich Vanessa unter den geschickten Händen ihres Mannes wand. Offensichtlich erlebte auch sie gerade einen gewaltigen Orgasmus und sie vergönnte ihn ihr von Herzen. Belustigt beobachtete sie wie Paul noch einmal zu einer intensiven Simultanmassage ihrer heißen Zone ansetzte und Vanessa damit fast vom Massagetisch fegte, bevor sie heftig keuchend in sich zusammen sackte.

„Ja, das war's was wir von euch erwartet haben. Jetzt brauchen wir aber ein kurze Pause." japste sie und warf ihrem Alex einen lustvollen Blick zu.

„Wie wär's dann mit einer kleinen Erfrischung und anschließend einer ausgiebigen Rückenmassage?", antwortete dieser und ging hinüber zu den bereit gestellten Getränken.

Irgendwie waren alle etwas erschöpft und so war es einige Minuten ganz still, bis Paul seine Frau umarmte und innig küsste. „Ich sehe, es hat dir gefallen und mir hat es auch Spaß gemacht dir dabei zu zusehen. Muss ein gewaltiger Orgasmus gewesen sein, ich hoffe du erlebst noch viele davon...". Weiter kam er nicht, als sich ihre Lippen auf seine drückte und mit ihrer Zunge tief in ihn eindrang. „Ja, es war wunderbar und ich nehme dich beim Wort, spätestens heute Abend."

Alle lachten und knutschten noch eine ganze Weile weiter, bis schließlich Vanessa anmerkte, das sie nur noch eine ½ Stunde Zeit hätten und sie noch eine Rückenmassage wolle. Damit legte sie sich wieder auf ihre Massageliege und sah Paul mit einem erwartungsvollen Blick an. Dieser stellte sich an das Kopfende und begann mit einer sanften und doch kraftvollen Nackenmassage. Langsam glitten seine Finger durch ihre verspannten Muskeln. Er knetete jeden einzelnen Muskelstrang vorsichtig durch bis sich die Verspannung löste und wechselte dann weiter zum nächsten.

„Herrlich, das machst du ausgezeichnet..." hörte er Vanessa stöhnen.

„Nicht nur er, auch dein Alex ist ein exzellenter Masseur, wie wir schon bemerkt haben." kam es vom Nebentisch. „Und auch der Ausblick ist ausgezeichnet" setzte sie lachend nach. Da ihr Kopfteil leicht angehoben war, fiel ihr Blick direkt auf Alexs Gehänge, welches im Rhythmus seiner Massagebewegungen sanft vor ihrem Gesicht vor und zurück baumelte.

„Ich auch, ich will auch was sehen! Komm, stell mir den Kopfteil etwas steiler", beschwerte sich Vanessa und begann an der Arretierung zu schrauben. „Ja so ist's richtig, jetzt kann auch ich etwas sehen – lecker. Los Jungs, legt euch ins Zeug, wir wollen eure Juwelen schaukeln sehen. Bim, bam, bim bam, dann kommt der Weihnachtsmann" lachte sie.

Die beiden Frauen begannen nun sich mit allerlei frivolen Sprüchen anzufeuern, lachten und scherzten. „Aha, sieh mal einer an, da erhebt sich der kleine Mann. Komm, komm hierher und du bekommst einen Kuss. Musst dich aber schon noch etwas strecken, ja so ist's gut..." kam es von der einen Seite und auch die andere wollte nicht nachstehen „so ein schöner roter Kopf und wie mich das einsame Auge ansieht, kommt her, noch ein Stück, ja gleich hab ich dich...".

Ein kurzer Blick zwischen Paul und Alex genügte und beide tönten gleichzeitig „Hey ihr beiden, was ist denn jetzt mit Regel 3? schon vergessen, fremde Früchte sind verboten!".

Der Unterton deutete aber bereits an, dass die Frage eher rhetorisch gemeint war und so kam auch prompt die Antwort „ Ja Regel Nummer 3 sagt doch eindeutig, dass wir uns Appetit holen dürfen und mehr als ein Appetithäppchen ist es ja nicht, was wir da vor uns haben oder? Also ihr Spaßbremsen schön weiter schaukeln und massieren."

Mit einem kurzen Zwinkern waren sich die Männer einig das Spiel weiter bis zum Ende zu spielen, aber nach ihren Regeln. Sie legten sich kräftig ins Zeug und massieren den Rücken ihrer Prinzessinnen mit langen Strichen von oben nach unten und wieder zurück. Dabei bewegten sie auch ihre Hüfte rhythmisch im Takt mit – vor und zurück. Durch dieses Spiel kamen ihre steifer werdenden Glieder immer wieder ein Stückchen näher an die Gesichter der Frauen heran. Diese wanden sich in ihren Gesichtsnischen und versuchten sich ihnen entgegen zu strecken um sie mit ihren Zungen und Lippen zu erreichen. Doch die Männer spielten das heiße Spiel gut und zogen sich im letzten Moment immer wieder zurück. Manchmal wichen sie geschickt kurz vorher seitlich aus und stießen dann kurz an ihre Wange oder ließen sie nur ganz kurz und leicht mit der Zunge dagegen stoßen. Ein letzter kurzer Blickwechsel und der nächste Stoß landete geradewegs in den offenen Mündern ihrer plötzlich verdutzten Frauen.

„Und wie schmecken die Appetithäppchen nun? Nur nicht den Mund zu voll nehmen. Wie ein Stückchen Schokolade langsam unter der Zunge zergehen lassen um das volle Aroma zu genießen. Ja so ist's gut, das gefällt uns" sagte Alex. Langsam bewegten sie sich vor und zurück, nur ganz leicht, damit ihre frivolen Prinzessinnen gerade ihre Eichel erreichen und mit ihren Lippen umfassen konnten.

Desiré war irritiert, angenehm irritiert. Was tat sie da? Das zwischen Ihren Lippen war doch ein fremdes Glied und sie lutsche genüsslich daran, ja sie genoss es sogar. Das war es doch vor dem sie sich bei diesem Urlaub die ganze Zeit gefürchtet hatte. War das nun Sex oder doch nur ein Appetithäppchen? Wo war der Unterschied? Sollte sie sich wehren, es ausspucken oder gar zubeißen? Es fühlte sich so weich, verletzlich und irgendwie vertraut an. Noch einmal umkreiste ihre Zunge die

Spitze der Eichel. Sie fühlte sich so vertraut an. Wo war der Unterschied zur von ihrem geliebten Paul? Genüsslich saugte sie an ihr und wollte mehr davon, wenn dann wollte sie jetzt alles haben.

„So das reicht jetzt mit den Horsd'oeuvres, jetzt kommt der Hauptgang und da wird bekanntlich zu Hause gegessen" sagte Paul nicht zu laut aber doch kräftig. Freudig sprangen die Frauen auf, sie wussten, dass sie nun das bekommen sollten, was sie wollten und das ohne Gewissensbisse. Wie in einer fließenden Bewegung glitten sie von ihren Massageliegen auf ihre eigenen Männer zu, die sich bereits nebeneinander zwischen den Liegen in Position gestellt hatten und ihnen ihren ganzen Stolz in voller Pracht darboten. Jetzt konnten sie die ganze Länge und den vollen Umfang genießen. Desiré umfasste mit der linken Hand den steifen Phallus ihres geliebten Paul und schob ihre rechte unter seine Juwelen, während sie ihre lüsternen Lippen über die pralle Eichel schob um kräftig an ihr zu lutschen. Lautes Schmatzen von links verriet ihr, dass auch Vanessa es ihr gleich tat und ihren Alex nach Kräften verwöhnte. Die beiden Männer stöhnten laut auf und genossen es, von ihren Geliebten so ausgesaugt zu werden. Langsam und genüsslich bewegten sie ihre Hüften vor und zurück und trieben Ihre Schäfte damit rhythmisch in die lüsternen Münder wo sie durch die verspielten Zungen umkreist und gereizt wurden. Die Frauen verstanden ihr Handwerk und spielten jetzt ihr Spiel. Sie trieben ihre Männer immer wieder knapp an den Höhepunkt heran, um dann kurz von ihnen abzulassen, gerade mal so viel, um den unausweichlichen Orgasmus hinauszuzögern. Als Paul es nicht mehr aushielt so hin gehalten zu werden, zog er sein steifes Glied aus Desirés Lippen hervor, nahm es in seine Hand und knetete es zwei Mal kräftig durch und schoss seine Ladung in Richtung Desiré ab. Der erste Schwall traf sie genau auf ihr geschlossenes rechtes Auge, der zweite verfehlte sie knapp und traf Vanessa auf die Wange. Die dritte Ladung quetsche er aus seinem Glied heraus und sie tropfte auf Desirés Brüste. Diese sah ihn mit großen Augen an, Sperma lief ihr von der Nase über ihren Mund und tropfte vom Kinn auf ihre Brüste. Gerade als sie sein erschlaffendes Glied in die Hand nahm und es zu ihren Lippen führte, traf sie ein weiterer Spermaschwall auf die Wange. Verdutzt drehte sie sich etwas zur Seite und erkannte, wie Alex gerade sein Sperma auf Vanessa abschoss. Offensichtlich war der erste Schwall danebengegangen und hat sie getroffen. Wie zwei nasse Pudel knieten die beiden Frauen da und sahen sich gegenseitig an. Dann lachten sie laut auf, umarmten sich kurz bevor sie von Ihren Männern zu sich hochgezogen wurden. Die Küsse waren tief und innig, sie schmeckten salzig und nach Eiweiß, als sie sich das Sperma gegenseitig in ihren Gesichtern verteilten.

„Na ihr zwei, wie hat euch diese Massage gefallen? War ihr zufrieden?", wollte Alex wissen.

„Und wie, das können wir gerne jederzeit wiederholen" antworteten die beiden Frauen unisono, „Es geht doch nichts über gute Teamarbeit – wir sind doch ein echt geiles Team."

„Das nächste Mal machen wir aber gleich einen Weit- und Ziel-Spritzer Wettbewerb, diesmal habt ihr beide ja mindestens einmal danebengeschossen" meinte Desiré.

„Wir wollten doch, dass ihr beide etwas von allem habt, schließlich war das Horsd'oeuvres wirklich klasse" mischte sich Alex ein.

„So, und jetzt Dusche oder Pool zum Frisch machen?", fragte Paul nach.

„Nein, nur nicht in den Pool, sonst kommen die Gruftis noch auf schlaue Ideen und buchen uns den Massageraum vor der Nase weg. Ab unter die Duschen." konterte Desiré, griff sich sein schlaffes Glied und zog ihn in Richtung Duschen mit.

Für die Cabanas waren sie heute zu spät dran und so hatten sie die Wahl zwischen Gartenanlage unter den Bäumen oder direkt am Stand – sie entschieden sich für den Strand, unter der Auflage, dass sich die Männer um Sonnenschirme kümmern. So gingen Paul und Alex auf die Suche nach freien und vor allem beweglichen Sonnenschirmen, während es sich Desiré und Vanessa am Strand im knietiefen Wasser gemütlich machten.

„Hallo, meine Süßen!", freudig winkend kam Waschbrett-Adonis auf sie zu.

„Oh nicht du schon wieder, " entfuhr es Desiré und Vanessa setzte nach: „kannst du uns nicht bitte endlich in Ruhe lassen, wir haben es doch schon mehr als deutlich..."

Weiter kam sie nicht als er sie unterbrach: „Beruhige dich, ja das hab ich schon kapiert und wenn ihr partout nicht wollt, werde ich euch auch nicht zu eurem Glück zwingen. Es geht um etwas ganz anderes – obwohl ihr euch da wirklich etwas entgehen lasst, aber zurück zu dem was ich euch sagen wollte. Heute Abend gibt's wieder eine Strandparty - diesmal mit „Dirty Dancing und es kann auch direkt am Lagerfeuer gegrillt werden." Das „Dirty-Dancing" betonte er dabei besonders erotisch.

Die beiden Frauen verdrehten schon ihre Augen, als er gleich nachsetzte: „Keine Angst. Die Chose ist vom Resort durchorganisiert und die achten sehr genau darauf, dass nichts aus dem Ruder läuft und ich lass euch ganz bestimmt in Ruhe – versprochen. Also, für das „Dirty Dancing" gibt es zwei professionelle Vortänzerinnen, die Gäste können auf freiwilliger Basis mitmachen. Nach einer Einführungsphase gibt's dann auch einen Wettbewerb. Der oder die Siegerin, es können auch Männer mitmachen, darf sich dann als erster aus dem Publikum sein persönliches Sahnehäubchen aussuchen und mit dem machen was immer die beiden machen wollen. Bevor ihr jetzt wieder die Augen verdreht – das Publikum bekommt Blumenketten in Rot, Blau und Gelb. Rot bedeutet „ich stehe nicht zur Verfügung, nur Zuseher", Blau steht für „Allzeit bereit, nimm mich" und Gelb sagt uns „Ich bin wählerisch und nehme nicht jeden/jede". Wer keine Blumenkette hat oder sie verloren hat, fällt unter „rot". Ihr seht also, alles ist unter Kontrolle und die Resort Leitung schaut da sehr genau drauf. Solange ihr euch keine blaue Kette umhängt, kann euch also nichts passieren."

„Hm, klingt nicht uninteressant,..." sinnierte Vanessa vor sich hin, „aber was ist wenn man selber mitmachen will, in welche Kategorie fällt man dann, nachdem man ausgeschieden ist?".

„Das ist eine sehr gute Frage, darauf habe ich schon gewartet. Also alle Aktivisten dürfen sich in der Reihenfolge ihrer Platzierung jemanden aus dem Publikum aussuchen. Also aktiv mitzumachen und dann kneifen, kommt schlecht an, auch wenn es grundsätzlich erlaubt wäre. Es könnte auch passieren, dass im Publikum zu wenige „Willige" sind und dann sieht man durch die Finger. Und wer weiß, wenn ihr mitmacht und gewinnt, könnt ihr ja mich haben – ich trage sicher eine blaue Kette."

„Darf man sich nur jemanden aus dem Publikum auswählen oder auch aus den Aktivisten?", wollte Desiré wissen.

„Oho meine Zuckerschnecke, du bist ja inzwischen richtig heiß geworden. Ja das ist möglich, wenn du mitmachst hast du grundsätzlich freie Wahl, einzige Einschränkung sind die Farben der Ketten. Ich habe das schon ein paar Mal mitgemacht und es war immer extrem heiß und alle hatten einen Riesen-Spaß, sogar so Spaßbremsen wie eure Männer die da gerade wutschnaubend auf uns zumarschieren. Ich verkrümle mich lieber, bevor sie mir eins mit ihren Sonnenschirmen überziehen – Tschüss und überlegt es euch." damit stand er rasch auf und entfernte sich schnell zu einem anderen Pärchen, das in der Nähe lag.

„Was wollte denn der schon wieder?", fragte Alex genervt.

„Ruhig Bärchen, ganz ruhig, brauchst ihn nicht zu beißen und auch nicht zu fressen, der schmeckt dir auch gar nicht – wir dagegen schon, uns dürft ihr gerne und jederzeit vernaschen und wir schmecken auch lecker. Er hat uns nur das heutige Abendprogramm erklärt. Es wird vom Ressort organisiert und klingt gar nicht so schlecht, ich glaube wir werden euch da anmelden." - „Ja das ist eine gute Idee! Schatz du tanzt doch gerne, da hätten wir was Heißes heute für dich..." witzelten die beiden Frauen.

Nachdem sie sich mit den zwei Sonnenschirmen und den Strandtüchern ein schattiges, weiches Plätzchen im Sand geschaffen hatten, legten sich alle entspannt nieder und die Frauen erklärten um was es heute Abend ging.

„Dirty-Dancing" sinnierte Paul und sah sich am Strand um. „Also wenn ich mir das durchschnittliche Publikum hier so ansehe und gemäß unserer gestrigen Statistik, könnte das doch ganz lustig werden – es werden ja nicht nur die Verhüterlis kommen. Und für eine gepflegte Grillerei bin ich immer zu haben – man soll ja nichts anbrennen lassen." - „Du pass auf was du sagst!", kam es postwendend von Desiré.

„Aber das nur wir Männer aktiv teilnehmen sollen, passt mir nicht." wehrte sich Alex gegen die Idee seiner Frau. „Ich bin vielmehr dafür, dass ihr beide mitmacht. Eure heißen Bodies sind doch viel anregender als unsere Bierbauchansätze."

Nach einer kurzen Diskussion einigten sie sich darauf, dass alle gemeinsam mitmachen sollten. Bei der Farbe der Ketten wurde es dann komplizierter. Wenn sie alle Rot wählten, würde es irgendwie unpassend aussehen. Blau kam grundsätzlich nicht in Frage – auch wenn es Vanessa scherzhaft vorgeschlagen hatte um die Diskussion anzuheizen. Somit blieb eigentlich nur Gelb. „Damit können wir diejenigen, die vor uns liegen elegant ablehnen und uns dann selbst gegenseitig auswählen – außerdem gewinnen wir sowieso!", verkündete Vanessa euphorisch. „Also abgemacht, wir gehen hin, wir machen alle mit und wir sind gelbe Blumenkinder. Das wird sicher ein super Abend."

Den Nachmittag verbrachten sie mit Faulenzen in der Sonne, unterbrochen von zahlreichen Streicheleinheiten, Kuss-Wettbewerben und Planschen im Wasser. Bis auf ein paar der Streicheleinheiten, hätte alles auch an einem ganz normalen FKK-Strand durchgehen können. „Eigentlich fast schon wieder zu normal..." witzelte Paul irgendwann, aber sie hatten ja noch einen aufregenden Abend vor sich.

Das Abendessen fiel aus verständlichen Gründen aus und als es endlich Abend wurde konnten sie es gar nicht mehr erwarten. Alle suchten sich aus ihrem Dessous Repertoire die schärfsten Stücke aus – was einige Zeit in Anspruch nahm, da fast alles probiert werden wollte. Fertig auf gestylt ging es dann los.

Als sie am Strand ankamen brannten bereits drei große Feuer, eines für das Grillen und zwei für den „Dirty-Dancing Contest" bei dem immer zwei gegeneinander antreten mussten. Etwas abseits standen zwei Griller an denen bereits vier Köche fleißig werkten um die zahlreich anwesenden Gäste zu bewirten. Zwei Pagen verteilten die angekündigten Blumenketten.

„Auffällig viele ohne Kette hier, meint ihr nicht auch?", fragte Alex in die Runde.

„Ich vermute mal, dass sich ein Teil davon nur für das leckere Gegrillte interessiert und sich dann wieder verziehen wird." äußerte sich Paul. „Aber du hast schon Recht und es sind auch mehr Rote da als ich ursprünglich angenommen hatte. Doch nicht ganz so freizügig wie es auf den ersten Blick ausgesehen hatte, vielleicht sollten wir unsere Statistik noch einmal überarbeiten."

„Ihr seht aber schnuckelig aus – richtig zum Anbeißen." Als sie sich umdrehten, stand Blondie neben ihnen, Hand in Hand mit dem Mann, von dem sie annahmen, dass er zu ihr gehörte. „Keine Angst meine Lieben, ich habe es verstanden und lasse euch in Ruhe, außerdem ist mein Herbert auch wieder fit und will mich heute mal so richtig anheizen. Also dann, viel Spaß noch – Tschüsschen." Sie schnappte sich von den Pagen zwei rote Blumen-Ketten, hängte sie sich und ihrem Herbert um und schlenderte weiter in Richtung Feuer.

„Na da wäre ich aber jede Wette eingegangen, dass die sich eine Blaue umhängt – oder besser noch zwei." entfuhr es Alex lachend.

In einem großen Oval rund um die drei Feuer lagen wie bereits beim ersten Strandfest viele

Kissen und Strandtücher verteilt. Dazwischen waren zahlreiche kleine niedrige Tische aufgestellt, auf denen man seine Drinks abstellen und Essen konnte. So holten sie sich erst mal ein paar kleine Leckereien und Drinks, bevor sie sich einen schönen Platz mit gutem Rundumblick suchten.

„Also das Fleisch schmeckt hervorragend" - „und die kleinen Spießchen erst" - „die Würstchen sind auch nicht ohne" - „probiert doch erst mal die gegrillten Melanzane"... eigentlich schmeckte alles herrlich – wozu sicher auch die allgemein gute Atmosphäre beitrug.

Inzwischen räkelten sich gut und gerne 60 Paare auf den Strandtüchern und Kissen. Manche waren bereits in inniges Knutschen und gegenseitiges Streicheln vertieft, andere genossen noch das köstliche Essen und wieder andere unterhielten sich fröhlich. Abseits unten den Bäumen standen noch ein paar weitere, meist einzelne Zuseher, die sich irgendwie nicht her trauten.

Die Pagen verteilten fleißig Drinks, kleine Häppchen sowie süße Nachspeisen. Paul schnappte sich eines der Häppchen so schwungvoll, dass es in hohem Bogen auf Pauls Brust landete. „Oh, das ist mir jetzt aber peinlich, das werden wir gleich wieder bereinigen" und schon leckte er gierig mit seiner Zunge über ihr Dekolletee.

Als Vanessa das sah, winkte sie den Pagen sofort wieder zu sich und nahm ihm gleich das komplette Tablett ab. Dann verteilte sie einige der süßen Häppchen auf ihrem Körper und sagte: „Komm Bärchen, hier sind auch ein paar süße Leckereien für Dich..." Dieser kam der Aufforderung umgehend nach und säuberte sein Häschen ausgiebig. Es entstand ein lustiger kleiner Wettbewerb im gegenseitigen Bekleckern und wieder sauber Lecken. Die weichsten und süßesten Häppchen landeten dabei immer wieder wie zufällig an den gleichen Stellen. Wahrscheinlich lag es an dem erotischen Stöhnen, welches das anschließende Säubern nach sich zog. Gemeinsam genossen sie mit diesem Spiel den kompletten Inhalt des Tabletts und hatten viel Spaß dabei.

Sie waren aber nicht die einzigen, die allerlei Ess- und Trinkbares auf anderen Körpern verteilten um es anschließend durch gieriges Lecken wieder zu entfernen. Dabei sah man auch immer wieder die eine oder andere Frucht in den weiblichen Körperöffnungen verschwinden, um sie dann mit viel Geschick wieder hervor zu lecken, saugen und genüsslich zu verspeisen. Es waren die richtigen Spielchen um alle so richtig heiß zu machen.

Gegen 21:30 Uhr erschienen der Concierge, Waschbrett-Adonis und Blondie auf der Bildfläche und traten zwischen die Feuer. Waschbrett-Adonis kam direkt auf sie zu und fragte sehr höflich: „Hallo allerseits, ich hätte da eine Bitte. Wir brauchen noch eine Gelbe Blumenkette für die Erklärungen – Sei doch so nett und komm kurz mit – Bitte!", dabei sah er Desiré tief in die Augen und streckte ihr seine Hand entgegen. Paul gab ihr einen kleinen Schubs und meinte „Ist schon OK, wenn er so nett fragt, kannst du ihm den Gefallen gerne tun."

Der Concierge begrüßte zunächst alle Gäste und erklärte dann noch einmal um was es heute Abend gehen würde und die Regeln des „Dirty-Dancing Contest". Es treten immer zwei Akteure gegeneinander an und der Applaus des Publikums entscheidet wer weiter kommt. Bis zur dritten Runde kann das Publikum auch beide Akteure in die nächste Runde klatschen, ab der vierten Runde gilt aber ein strenges KO-System, bis der Sieger oder die Siegerin fest steht. Alles ist erlaubt, die Performance musst nur alleine ausgeführt werden. Mit lockeren Sprüchen erklärte Waschbau-Adonis dann was es mit den Farben der Blumen-Ketten auf sich hatte und meinte dann: „Letzte Gelegenheit die Ketten auszutauschen – also wer noch keine Blaue hat sollte sich schnell eine besorgen." Dabei deutete er fragend auf seine beiden Begleiterinnen und lachte. Tatsächlich standen einige Gäste auf und wechselten ihre Farben – der Rot-Anteil nahm erkennbar ab, vorzugsweise zu Gunsten des Gelb-Anteils.

Abschließend stellte Blondie die beiden professionellen Tänzerinnen vor und diese begannen mit einer kurzen Show. Während eine tanzte, erklärte die zweite auf was man bei den einzelnen Bewegungen achten sollte, damit es sinnlich, erotisch und nicht schmutzig, abstoßend wirkt. Die Vorführung hatte viele Elemente aus einem ägyptischen Bauchtanz sowie Striptease aber auch die eine oder andere Samba und Salza Figur tauchte auf.

„So und nun sind sie an der Reihe. Also Mutige vor – keine Angst wir helfen ihnen und der Wettbewerb beginnt erst in einer Stunde." forderten die beiden Tänzerinnen das Publikum zum Mitmachen auf und gingen dabei gleich auf einige direkt zu. Jetzt kam Bewegung ins Publikum – einige sträubten sich zunächst, andere verdrückten sich und wieder andere lehnten dankend ab. Es dauerte nicht lange bis sich eine Gruppe von 27 Akteuren fand, die am Wettbewerb teilnehmen wollten. 15 davon waren der Meinung, dass sie schon alles wussten und konnten, während 12 sich weitere

Tipps geben ließen. Als die Einschulung fertig war stöhnte Desiré kurz auf „ist anstrengender als es aussieht. Bei den beiden sieht das so leicht aus – ich bin ganz schön ins Schwitzen gekommen."

„Mit den zusätzlichen Strip-Elementen finde ich das echt klasse – ich glaube wir sollten uns noch das eine oder andere Teil holen, was meint ihr?" - „Warten wir mal erst ab, wie weit wir kommen. Wir können ja auch untereinander tauschen und wenn es dann wirklich knapp wird, kann ja einer von uns noch schnell was holen."

Als der Wettbewerb losging, trennte sich sehr schnell die Spreu vom Weizen. Jene Teilnehmer die am lautesten meinten, dass sie das alles schon könnten, fielen reihenweise in der ersten Runde durch. Sie machten nur die üblichen anzüglichen Bewegungen und erschienen dabei mehr plump als elegant und ästhetisch. In der zweiten Runde wurde es dann schon enger und manche zeigten echt tolle Darbietungen, welche auf zwei Minuten beschränkt waren. Nach Ablauf der vorgegebenen Zeit brach Waschbrett-Adonis, der als Schiedsrichter fungierte, durchaus harsch ab – was in der Zeit nicht gezeigt wurde, war nicht da. Der Concierge hatte sich diskret zurückgezogen und Blondie nahm selbst am Wettbewerb teil.

Alex erwischte es bereits in der ersten und Desiré in der dritten Runde. Sie hatten dabei großes Glück, dass sie nie gegen einander antreten mussten. Vanessa verlor in der vierten Runde knapp gegen Blondie – was sie bei allem Spaß den sie hatte, dann irgendwie doch ärgerte.

„Sei nicht traurig mein Häschen, für mich bist du doch trotzdem immer die Nummer eins,..." tröstete sie Alex „sie hat wahrscheinlich einfach viel mehr Übung und zusätzlich wollte sie dir unbedingt eine Retourkutsche verpassen. Bei so einer Motivation hattest du einfach keine Chance. Wir können das aber gerne zu Hause noch ein paar Mal üben und dann fegst du sie in unserem nächsten Urlaub alle hinweg."

Jetzt lag es an Paul das „geile-Team" zu verteidigen, und er legte sich mächtig ins Zeug. Als er im Semi-Finale gegen Blondie antreten musste, beschlossen sie es ihr so richtig zu zeigen und er hatte den klaren Auftrag Vanessa zu rächen und Blondie aus dem Bewerb zu fegen, koste es was es wolle.

Er hatte sich ihre Performance, die wirklich gut war, im Prinzip sich aber immer wiederholte genau eingeprägt, und kopierte sie, garniert mit ein paar kleinen zusätzlichen Details. Die anderen drei feuerten ihn an und versuchten ihn so richtig heiß zu machen in dem sie sich lasziv an Desiré rieben, ihre Brüste massierten und sie mit ihren Zungen ableckten, während sie sich ihren Kitzler massierte. Diese Unterstützung verfehlte ihre Wirkung nicht. Mit hoch aus seinem Slip erhobenem Ständer stieß er mehrfach in Blondies Richtung und strich sich dabei mit seinen Händen über den Körper, vorwiegend zwischen den Beinen, während er ein paar an sich schon erotisch anregende Salza Figuren hinlegte.

Dann zog Blondie eine gekonnte Stripeinlage durch und massierte ihren Kitzler mit ihren Fingern, die sie immer wieder ableckte und dabei anfeuchtete.

Nun war Paul mit seiner Striptease Einlage an der Reihe. Auch er zog sie gekonnt durch und ergänzte sie wiederum durch ein zusätzliches Detail. Ein Detail, dass Blondie nicht bringen konnte: am Ende hängte er seinen Slip an seinen hoch aufragenden Ständer und lies ihn zwei, dreimal mit Schwung herum schwingen, bevor er in hohem Bogen ins Publikum davon flog. Das konnte Blondie nicht mehr überbieten und mit tobendem Applaus wurde Paul zum Sieger und damit Finalisten gekürt.

Blondie zeigte sich als gute Verliererin. Sie umarmte Paul, küsste ihn auf die Wange und hob seinen rechten Arm hoch. Dann glitt sie geschickt vor ihm in die Hocke und küsste noch schnell seinen steifen Ständer – die Menge tobte und rief „Zugabe – Zugabe – Blowjob, Blowjob, Blowjob..."

Paul deutete mit beiden Zeigefinger auf seine gelbe Blumenkette, zog die Schultern hoch und schüttelte verneinend den Kopf. Blondie akzeptierte diese Entscheidung, erhob sich wieder und drückte ihm noch einen Kuss auf seine andere Wange. Dann nahm sie sein steifes Glied in die Hand und zog ihn zu Desiré hinüber. „Gratuliere dir zu so einem super Mann, ein anderer hätte die Situation sicher genutzt, aber er hat nur dich im Kopf." sagte sie ihr und küsste auch sie auf die Wange.

Das Finale lief dann nicht mehr so erfolgreich. Paul konnte seine Darbietung nicht noch einmal steigern und unterlag knapp einer prallen Rothaarigen, die eine akrobatische Pole-Nummer hinlegte. Sie benutzte eine 2 m lange Holzstange als sinnliche Unterstützung, schwang diese zwischen ihren Beinen und rieb sich an ihr, bis sie nass glänzte. Sie war so intensiv in ihrer Darbietung, dass alle der Meinung waren, dass sie einen echten Orgasmus vorführte und damit war die Entscheidung sonnenklar. Unter tosendem Applaus wurde sie zur Siegerin ernannt und durfte sich nun ihr „persönliches Sahnehäubchen" aussuchen.

„Da du Blondie schon abblitzen hast lassen, nehme ich an, dass du deine Gründe hast und bevor ich mir auch einen Korb hole, nehme ich einen anderen – außer du hast doch noch Lust?", hauchte sie ihm ins Ohr, als sie sich auf die Wangen küssten.

Paul lehnte diskret aber dankend ab und sie griff sich Waschbrett-Adonis, der mit stolz geschwellter Brust wie ein Pfau mit ihr davon stolzierte.

Erwartungsgemäß wählte Paul seine Desiré und schließlich konnte auch Vanessa ihren noch verfügbaren Alex befreien. Sie hatten erreicht was sie wollten und sie hatten ihren Spaßt dabei gehabt. Anschließend wurde noch viel getanzt, gelacht und auch die Reste der Grillerei verzehrt. Es war ein sehr lustiger und kurzweiliger Abend, den alle sehr genossen.

Es war schon spät, zwei Feuer waren schon nieder gebrannt und die lodernden Flammen des letzten Feuers tauchten alles in ein schummrig erotisches Ambiente. Desiré lag auf dem Rücken und Paul saß auf seinem Schoß, sie fütterte ihn mit ein paar Weintrauben, als seine Hände ihren Bauch nach oben glitten und ihre Brüste sanft zu massieren begannen. Sie spürte, dass sich auch zwischen ihren Schenkeln etwas zu bewegen begann, etwas Hartes wuchs zwischen ihnen und presste sanft gegen ihre Spalte. Sie fühlte wie eine angenehme Hitze aus ihrem Lustzentrum aufzusteigen begann und sie feucht wurde. Sie setzte sich etwas auf, nur ganz wenig, gerade so weit, dass sich ihre lüsterne Spalte leicht von seinen Lenden abhob und sie sein steifes Rohr besser in ihrer Spalte spüren konnte. Mit sanften wippenden Bewegungen schob sie ihr Becken vor und zurück und ließ ihre feuchte gierige Spalte über seinen immer härter werdenden Schaft gleiten. Verstohlen sah sie sich um und bemerkte, dass die meisten der noch anwesenden Pärchen ebenfalls mit sinnlichen Spielchen beschäftigt waren. Sie sah die unterschiedlichsten Positionen in denen sie sich gegenseitig liebkosten und verwöhnten. Der leichte Wind trug sinnliches anregendes Stöhnen zu ihr herüber und sie fühlte sich in guter Gesellschaft.

Er fühlte wie sich sein steifer Schaft durch ihre feuchte Spalte schob, vor und zurück glitt sie auf ihm und er durchpflügte ihre Lustzone. Immer mehr Blut schoss in sein Glied und pumpte es weiter auf, machte es härter und größer, ließ ihn fester und immer fester gegen ihre feuchte Spalte drücken. Sie bewegte sich so geschmeidig, so anmutig auf ihm.

Sie genoss es wie seine Eichel zwischen ihrer Klitoris und ihrem heißen nassen Loch hin und her pendelte. Sie dirigierte das Spiel und ließ in einmal an der einen und dann wieder an der anderen Stelle verharren, während sie sich auf ihm rieb. Als ihre Lust in Strömen aus ihr floss war sie soweit, jetzt wollte sie ihn in sich aufnehmen und von ihm ausgefüllt werden. Sie hob ihr Becken kurz an und ließ seinen steifen Schaft frei. Dieser nutzte die Chance und richtete sich hoch auf – genau in die richtige Position, eine kurze Bewegung und ihr heißes Loch stand genau über seiner lüsternen Spitze, als sie sich langsam und vorsichtig auf ihn senkte.

Er spürte wie sich seine Eichel gegen ihr nasses Loch drückte, es sich wie von selbst öffnete und ihn in ihr Innerstes herein bat. Als sie vollständig vor ihrer Lusthöhle umschlossen war, senkte sie ihr Becken mit einem kräftigen Ruck und rammte sich seinen Schaft in seiner vollen Länge hinein, um es gleich wieder anzuheben. Sie ritt ihn, in einem sanften steigenden Trapp ritt sie auf ihm und glitt auf seinem Schaft auf und ab. Er fühlte wie ihre Lust aus ihrem Loch quoll, mit jedem seiner Stöße mehr, und sich auf seinem Venushügel verteilte. Mit einem Fingern nahm er etwas von diesem glitschigen Saft auf und begann damit ihren Kitzler zu massieren. Sie steigerte ihr Tempo und ritt ihn immer kräftiger und intensiver bis sie schließlich in einen gierigen Galopp überging. Dieser Ritt hat auch ihn heiß gemacht und sein Glied pulsierte gierig in ihr, gierig danach sich endlich in ihr zu entladen und ihr seine Lust in den Leib zu pumpen. Er wollte sie mit seiner Lust füllen, er wollte sie so richtig abfüllen und trieb seinen Schaft mit kraftvollen Stößen in sie hinein bis es ihm kam. Mit einer mächtigen Explosion in seinem Kopf entlud er sich und spürte wie er seinen Saft in sie spritzte. Zwei, drei Mal presste er ihn mit ganzer Kraft aus seinem steifen Glied in sie hinein und er genoss es.

Auch sie spürte wie sich etwas Heißes sich in ihr ergoss, sie spürte seinen Orgasmus, der wie der letzte zündende Funke auch in ihr das Feuerwerk ihrer Lust entfachte und diese herrlichen Explosionen in ihrem Kopf erzeugte. Sie ritt noch weiter auf ihm, sie wollte dieses Erlebnis so lange wie möglich auskosten, sie wollte ihren Orgasmus voll und ganz genießen. Sie wusste, dass der Lustbringer zwischen ihren Schenkel sich bald erschlaffend zurück ziehen würde, aber sie wollte ihn noch nicht weg lassen, wie wollte ihn solange wie möglich in sich behalten und konzentrierte sich darauf ihn mit ihrer Vagina zu massieren. Als sie nach einigen Minuten spürte, dass es nicht mehr länger ging brach sie erschöpft auf ihm zusammen und küsste ihn lange und intensiv.

Yoga am Strand

Desiré stöhnte unter den sanften Berührungen der zärtlichen Hände, welche ihren Körper verwöhnten auf. Sie kniete auf dem Strandtuch, es war noch Nacht und der Mond beleuchtete die Szene mit einem sanften Licht. Sie war so erregt, dass sie nicht sagen konnte wie viele Hände es waren, es kam ihr vor als ob es mindestens zwei Paare waren, eher mehr.

Als sie ihre Augen öffnete sah sie direkt auf die Eichel eines prallen Gliedes, es war nur wenige Zentimeter von ihrem Gesicht entfernt und sein Besitzer massierte den langen Schaft. Dabei zog er die Vorhaut immer wieder über die Eichel, die sie im fahlen Licht dunkel glänzend ansah, ganz so als ob sie sagen wollte: „komm, nimm mich, leck mich, saug mich..." Sie konnte der stillen Aufforderung nicht widerstehen und schloss ihre Lippen um das steife Lustobjekt, welches sofort rhythmisch in sie hinein geschoben und wieder heraus gezogen wurde.

Gleichzeitig spürte sie, wie sich eine Hand von hinten einen Weg zu ihrer Lustspalte bahnte, ihre Schenkel weit spreizten und in ihr heißes feuchtes Loch eindrang. Nach einer kurzen sanften Massage, zog sich die Hand wieder zurück und sie konnte fühlen, wie etwas größeres, Steifes und dennoch weiches Einlass begehrte. Langsam und sanft drang es vor und dehnte dabei den Eingang zu ihrer Lusthöhle. Als es die Enge überwunden hatte, stieß es mit ganzer Kraft tief in ihr Inneres und sie stöhnte auf, den heißen Schaft noch immer in ihrem Mund. Sie wurde von zwei Männern gleichzeitig genommen, einer von vorne und einer von hinten. Es war ein unbeschreibliches Gefühl. Sie spürte die Hitze, welche ihren Körper durchflutete, diese wohlige anregende Hitze. Diesmal jedoch in einer ihr bis dato unbekannten Intensität – sie kam von beiden Seiten, von oben und von unten und erzeugte ein Kribbeln, als ob tausende Ameisen auf ihr herum liefen. Fester und fester wurde sie von hinten genommen, der Phallus drang tief in sie ein, in ihre heiße nasse Lusthöhle und trieb sie ihrem Orgasmus entgegen.

Auch sie intensivierte ihr Spiel mit dem Luststab in ihrem Mund, sie begann mit leidenschaftlicher Begierde an ihm zu saugen und ihre Zunge spielte mit dem heißen Teil in ihrem Mund. Der Besitzer des guten Teiles hielt plötzlich inne und wurde ganz verspannt und ruhig. Sie wusste, dass er jeden Moment abspritzen würde, dass sie jeden Moment seinen Saft bekommen würde und dann war es soweit: mit einem lauten Stöhnen trieb er seinen Schaft noch einmal tief in ihren Mund, sodass sie ihn an ihrem Gaumen spüren konnte. Ein Brechreiz durchzuckte sie, aber sie konnte nicht, sie durfte sich nicht übergeben. Sie hielt die Luft an und in diesem Moment schoss ein heißer Schwall seines Spermas durch ihre Kehle und sie schluckte die ganze Ladung, welche er ihr in drei Schüben verabreichte hinunter. Erst dann zog sie sich etwas zurück und holte wieder tief Luft, bevor sie wieder damit begann seine heiße Eichel zu lecken, aber er entzog sich ihr und machte einem anderen, frischen und noch geileren Ständer Platz, der von seinem Besitzer schon so intensiv bearbeitet worden sein musste, dass er gleich platzen würde – so glänzend heiß und prall war seine Eichel.

Sie wollte ihn gerade in sich aufnehmen, als der heiße Schaft, der ihre Lusthöhle bearbeitet hatte, ihr entrissen wurde. Ihre Schenkel wurden weit gespreizt und jemand schob sich mit seinem Kopf dazwischen. Ihr Oberkörper wurde sanft nach vorne gedrückt und sie sah wieder diesen geilen Ständer vor ihrem Gesicht auftauchen. Genüsslich nahm sie ihn in ihren lüsternen Mund und begann ihn zu liebkosen, während ihre lüsterne Spalte selbst von einer flinken Zunge bearbeitet wurde. Plötzlich spürte sie, wie sich wieder etwas Steifes, Hartes und doch irgendwie weiches seinen Weg in die gut geschmierte Grotte bahnte. Sie wurde von einem Mann von hinten genommen, ein zweiter leckte ihre Lustspalte von unten und sie selbst saugte an einem dritten. So wurde sie von drei Männern gleichzeitig genommen – nein, nicht sie wurde genommen, sie nahm sich drei Männer gleichzeitig und genoss es.

Plötzlich waren da wieder ein Paar Hände, die mit viel Öl ihren Po massierten. Sanft und zärtlich wurden ihre Rundungen liebkost und eingeölt. Noch einmal wurde Öl aufgetragen, direkt über der Falte zwischen ihren Pobacken. Sie spürte, wie es an ihn herunter lief, dem Schaft, der sich immer wieder in ihre Lusthöhle rammte entgegen. Eine Hand begann das Öl in ihrer Falte zu verteilen, tiefer und tiefer glitt sie nach unten, stieß gegen den heißen Schaft in ihrem Loch und zog sich wieder etwas zurück. Dann massierte sie mit dem Öl sanft ihre Rosette und versuchte sie zu öffnen...

Schweißgebadet öffnete Desiré ihre Augen, ihre Hände lagen in ihrem Schoß und bearbeiteten ihre heiße, feuchte Spalte. Es war nur ein Traum, es war nur ein heißer feuchter Alp-Traum - es war nur ein Alptraum gewesen - mit Anal-Spielchen und einer Gang Bang. Dafür war sie nicht zu haben, aber warum hat es sie dennoch so erregt? Warum war sie nicht schon vorher aufgewacht? Warum hat sie sich selbst befriedigt? Sie war ganz verwirrt und verstört, sollte ihr Unterbewusstsein bereit sein für solche Spielchen? – NEIN, NEIN, NEIN– sie war es jedenfalls nicht.

Es war schon am frühen Morgen und so stand sie auf, um sich zu duschen, sie hatte das Bedürfnis, sich diesen Alptraum und ihre scheinbare Lust daran abzuwaschen. „Eine entspannende heiße Dusche ist genau das richtige." dachte sie und stand langsam und vorsichtig auf, um Paul, der noch tief und fest neben ihr schlief, nicht zu wecken - er hatte offensichtlich nichts mitbekommen.

Leises Plätschern drang an Pauls Ohr und weckte ihn auf. Schlaftrunken orientierte er sich und sah in die Richtung des irritierenden Geräusches. Durch die leicht beschlagene Glaswand der Badezimmerabtrennung erkannte er seine Desiré wie sie genüsslich unter der Dusche stand und sich einseifte. Mit geschlossenen Augen stand sie vor ihm und verteilte den Schaum aus ihren Haaren über ihren ganzen Körper. Dann massierte sie mit ihren Händen ihre Brüste, fuhr über ihren Bauch nach unten und massierte ihren Schambereich. Tief drangen ihre Finger zwischen ihren Schenkeln vor und sie reckte ihm ihren Unterleib entgegen.

Der Dampf des heißen Wassers umgab sie, sie stand da wie eine Venus in ihrer Muschel in ihrer heißen anregenden Pose. Als er aufstand und zu ihr ins Bad gehen wollte, stand sein erigiertes Glied bereits waagerecht und er konnte zusehen, wie es sich erwartungsvoll weiter hob, bis ihm sein steifer Ständer hoch aufgerichtet den Weg zum Vergnügen wies. Als er das Badezimmer betrat konnte er seine Frau durch die wallenden Dampfschwaden beobachten, wie sie genüsslich die Seife auf ihrem Körper verteilte. Er wartete auf den richtigen Augenblick. Als sie sich wieder von ihm weg drehte, trat er unbemerkt hinter sie und schob ihr seinen heißen Schaft von hinten zwischen ihre Schenkel. Erschrocken wollte sie sich umdrehen, doch mit beiden Händen umfasste er ihre Brüste und presse sie an sich. Er küsste sie auf den Hals und hauchte ihr ins Ohr: "Weiter machen, weiter einseifen, guten Morgen mein Schatz..."

Sie legte ihren Kopf zurück, griff mit ihrer Hand nach dem steifen Prügel zwischen ihren Beinen und seifte ihn gründlich ein. Er massierte ihre Brüste und liebkoste derweilen ihren Hals. Dann griff auch er zwischen ihre Beine und seine Finger suchten ihre Lustknospe. Als sie diese berührten, zuckte sie leicht zusammen und streckte ihm dann ihren Unterleib entgegen. Sanft und vorsichtig begann er an der Knospe zu reiben, welche sofort zu wachsen begann. Ihr Stöhnen wurde intensiver und sie ließ seine Lanze los, damit er sich ungestört ihrem Lustzentrum widmen konnte. Dafür schob sie ihre Hände an sein Gesäß und begann ihn immer wieder leicht nach vorne zu schieben, wodurch seine steife Lanze durch ihre heiße Spalte glitt und ihre Lusthöhle massierte.

Geschickt bewegte er sie unter den Wassertropfen der Dusche hin und her, sodass sich der Schaum langsam von ihren Körpern wusch. Dann nahm er eine ihrer Hände und legte sie gegen die Glaswand. Sie verstand sofort was er wollte und stemmte sich nun mit beiden Händen gegen die

Glaswand und streckte ihm ihr Hinterteil mit weit gespreizten Beine entgegen. Jetzt konnte er ihre feuchte Lusthöhle gut erreichen und er nutzte die Chance. Mit einer kurzen Bewegung zog er sein steifes Glied zurück und drückte es mit einem Finger gegen ihren lüsternden Eingang. Ein Stoß genügte und er drang tief in sie ein, tief in ihre nasse glitschige Grotte, die aus welchem Grund auch immer schon so richtig vorbereitet war.

Sie spürte wie sein heißer Schaft in sie eindrang, wie ihre lüsterne Grotte ihn einsaugte. In Ihrem Kopf erschienen wieder die Bilder aus ihrem Traum, jene Bilder, die sie nicht wollte und sie verdrängte sie. Sie konzentrierte sich ganz auf seinen heißen Lustprügel, der sie hier und jetzt nahm. Sie wollte ihn, nur ihn und keinen anderen, sie wollte von ihm genommen werden, sie wollte ihn umschließen und sie wollte seine Lust in ihr spüren. Und sie spürte sie, sie spürte wie er kraftvoll und intensiv in sie eindrang und seinen Lustprügel immer wieder in sie hineinstieß während seine Händen ihre Brüste massierten und das heiße Wasser über sie strömte.

Dann zog er sich aus ihr zurück, glitt ganz langsam an ihr entlang nach unten. Liebkoste dabei ihre Brüste, leckte ihre Nippel, ihren Bauchnabel und schließlich ihre Lustknospe, bevor er sich auf den Boden legte und sie zu ihm herab zog. Wie in der Abfahrtshocke positionierte er sie über seinem steifen Schaft und führte ihn zu ihrem heißen Loch. Sanft zog er ihr Becken nach unten und wies sie an, ihn mit wippenden Bewegungen zu reiten - immer seinem heißen Schaft entlang, langsam aber intensiv. Diese Position war anstrengend aber gut – er konnte dabei mit einer Hand ihre Lustknospe weiter bearbeiten, während sie seinen Schaft mit ihrer Vagina massierte. Es dauerte nicht lange und ihre Lust hatte sich so gesteigert, dass er sein Becken rhythmisch gegen sie hob und ihre Lenden klatschend auf einander prallten. Mit heftigen Stößen wieder und wieder stieß er dabei tief in sie hinein. Beide begannen laut zu stöhnen und das Wasser plätscherte über ihre heißen Körper.

Als Desiré kam, presste sie ihre Schenkel kräftig zusammen und ein Zucken durchfuhr ihren ganzen

Körper. Mit einem lauten Schrei entließ sie ihre Lust und öffnete ihre zuckende Lustgrotte wieder unter seinen heftigen Stößen. Mit jedem Stoß durchfuhr sie eine neue Welle dieser herrlichen Lust. Ja das war es was sie wollte, sie wollte von ihm genommen werden, intensiv und hemmungslos, aber nur von ihm und von keinem anderen. Sie gab sich ganz ihrer Lust hin und konnte fühlen wie sich auch seine Lanze plötzlich verkrampfte bevor sie mit einem kraftvollen Stoß noch einmal in sie eindrang und ihren heißen Saft in ihre Vagina spritzte. Sie liebte dieses Gefühl, wenn dieser heiße Saft ihr Innerstes berührte und sich in ihr verteilte. Noch einmal stieß er kräftig zu, begleitet von einem weiteren Schuss aus seiner Lanze und trieb sie damit auf die letzte Welle ihres eigenen Orgasmus. Dann sanken beide erschöpft und keuchend zusammen. Sie versuchte ihn noch möglichst lange in sich zu behalten, während sie sich innig und intensiv küssten unter den heißen Tropfen der Dusche.

Beim Frühstück wurden sie von Vanessa mit einem verschmitzten Lächeln begrüßt: „Na ihr beiden, ihr strahlt ja richtig, habt ihr deinen Fast-Sieg gestern noch ordentlich gefeiert oder hattet ihr intensiven Morgen-Sex? Lass mal sehen, wo ist denn der Kleine? Na wurdest du ordentlich verwöhnt? Durftest du wieder ordentlich bohren? Oh, er regt sich ja gar nicht – ich glaube, er ist noch ganz ausgepowert und braucht erst mal eine Erholung."

„Wir wissen es und ihr dürft raten," antwortete Paul. „Was steht denn heute so am Programm, habt ihr schon eine Ahnung was wir anstellen könnten?".

„Also, am späten Nachmittag soll es eine Special-Yoga Stunde am Strand geben,..." erklärte Vanessa, „...und da möchten wir mit machen. Gestern Abend habe ich gehört, dass es da einige interessante Stellungen geben soll, bei denen es so richtig zur Sache gehen kann. Um 10:00 gibt es eine normale Yoga Stunde, den könnten wir auch mit machen, so zum Eingewöhnen für unsere Männer, damit sie schon mal eine Ahnung bekommen, was am Nachmittag auf sie zukommt."

„Das klingt gut, gefällt mir, " meinte Desiré, „und nach dem Yoga könnten wir in der Bucht etwas schnorcheln. Wie wäre es am Abend dann wieder mal mit Disco?".

„Also dann ist der Tag schon verplant – OK" meldete sich Alex kurz zu Wort und schlenderte zum Büffet.

Gleich nach dem Frühstück gingen sie erst einmal kurz schwimmen um das herrliche Türkis blaue Wasser zu genießen und sich einen ersten Eindruck für das spätere Schnorcheln zu holen.

Kurz vor 10:00 fanden sie sich am Strand ein, wo schon alles für den Yoga-Kurs vorbereitet war. Als Yogalehrerin fungiert eine ihnen bereits aus dem Hotelservice bekannte Brünette mit einer tollen Figur, welche durch ihre hautengen Leggins und Oberteil zusätzlich beton wurde. Gemäß den Hotelvorschriften war sie diskret bekleidet. Unter den beiden Teilen trug sie nichts, und so konnte man alle Details mit etwas Phantasie deutlich erkennen. Sie genoss die lüsternen Blicke, insbesondere der älteren Herren, und tat so als ob nichts wäre.

Nach einer kurzen Begrüßung forderte sie alle Teilnehmer auf, sich in einem großen Kreis um sie herum zu verteilen und dabei gerade so viel Abstand zu einander einzuhalten, dass sich jeder in alle Richtungen strecken konnte ohne den nächsten zu behindern.

Mit wenigen Worten erklärte sie jede Übung kurz und führte sie dann vor. Dann forderte sie die Teilnehmer auf, sie nach zu machen und korrigierte dabei den einen oder anderen leicht. Insgesamt hatten sich 23 Teilnehmer gefunden, die aktiv mitmachten. Weitere sieben standen als Zuseher in der Nähe, großteils die Partner von aktiven Teilnehmern.

Die Übungen begannen mit einfachen Atemtechniken und bauten dann aufeinander auf – vorwiegend im Hatha-Stil. Zum Abschluss wurden noch einige Tipps zur Meditation vermittelt. Der ganze Kurs dauerte eine knappe Stunde.

Auf vielfältigen Wunsch einiger Gäste, die bereits Erfahrung mit Yoga hatten, schloss die Lehrerin noch einen halbstündigen Fortgeschrittenenkurs an, an welchem nur noch 8 Frauen teilnahmen. Darunter auch Desiré und Vanessa.

Ihre beiden Männer verfolgten die ästhetischen Übungen fasziniert und fanden sie sehr erotisch. Die Lehrerin war sich dieser Wirkung sehr wohl bewusst und so wählte sie einige Figuren aus, welche den Zugsehern besonders tiefe Einblicke gewährten, abgewechselt von Positionen in welchen die Ausführenden ihre Wirkung auf die Zuseher begutachten konnten. Dass dieses erotische Wechselspiel allen gleichermaßen gefiel, konnte man sehr gut erkennen. Sogar bei der Lehrerin zeigte sich bald ein feuchter Strich in ihrem Schritt und bei der letzten Übung klebte ihre Leggins auf ihren angeschwollenen Schamlippen, sodass sie komplett transparent wurde und sich ihre nasse Vulva in ihrer vollen Pracht und ihr krauses Schamhaar deutlich abzeichneten. Als die Zuseher applaudierten, konnte man an den hoch aufgerichteten Fahnenmasten erkennen, dass auch sie ihren Spaß hatten. Mit einem breiten Grinser auf ihrem Gesicht beendete die Yogalehrerin den Kurs: „Und nicht vergessen, heute Nachmittag gibt es noch eine Einführung in erotisches Paar-Yoga zu dem ich ganz speziell Pärchen einlade. Ich kann euch versprechen, dass ihr dabei ganz sicher auf eure Kosten kommen werdet – also dann bis später."

„Das war ja anstrengender als ich ursprünglich dachte", lachte Desiré „aber ihr hattet offensichtlich auch eine ganze Menge Spaß. Hat sie euch so angemacht, dass ihr eure Versteifungen jetzt nicht mehr weg bekommt?".

„Oh ja, mein Kleiner ist ganz groß geworden, da werden wir uns gleich darum kümmern müssen, bevor andere noch ganz neidisch werden und über ihn herfallen. Komm mein Häschen, lass uns unter den Steg gehen, da ist es schön schattig..." und die beiden verzogen sich.

Desiré umarmte ihnen Paul und rieb sich an ihm, „Und was ist mit uns? Willst du auch wieder ein Rohr verlegen? Wie wär's mit dem Busch da drüber, sieht doch lauschig aus und ich bin für einen Quickie gerade so richtig aufgewärmt." Eng umschlungen gingen sie die paar Schritte und legten sich zwischen den Büschen ins weiche Gras. Sie setzte sich auf ihn und zog ihr Strandkleidchen aus, nahm seine Hände und legte sie auf ihre Brüste. Dann lehnte sie sich leicht zurück, stütze sich auf seinen Oberschenkeln ab und begann ihre heiße Spalte an seinem steifen Glied zu reiben. Mit sanften Bewegungen glitt sie vor und zurück, während sein Glied in ihrer nassen Spalte tiefe Furchen zog und sich dabei an ihre Klitoris rieb. Als sie heiß und nass genug war, hob sie ihr Becken an und führte sein Glied mit einer Hand geschickt an ihre heiße Pforte.

Er spürte die Hitze, die ihm aus ihrer feuchten Lusthöhle entgegen strömte und die Nässe, die auf seine empfindliche Eichel tropfte. Er wusste, dass sie bereit war, heiß und willig, gierig nach seinem heißen Schaft, den er tief in ihr versenken wollte. Er bäumte sich auf und versenkte sein Rohr mit einem kräftigen Stoß in ihrer Lustgrotte. Sie stöhnte auf und ließ sich auf ihn sinken. Er fühlte wie sie mit ihrer Vagina versuchte sein Rohr zu massieren, wie sie es melken und aussaugen wollte. Sie wollte alles haben, jetzt und sofort – er spürte wie ihr Verlangen heftiger wurde und sie ihn zu reiten begann. Zuerst im langsamen vorsichtigen Trab und dann in schnellem intensiven verlangenden Galopp. Sie ritt ihn und schob bei jedem seiner Stöße ihr Becken kurz nach vorne, um dann mit gesenktem Kitzler über seinen Schambereich, dort wo ihr Venushügel lag, zu gleiten und ihn damit weiter zu reizen. Dann kam sie, mächtig und intensiv brachen die Wellen ihres Orgasmus über sie herein. Keuchend setzte sie ihren Ritt fort, bis auch die letzte Welle abgeebbt war, dann sank sie erschöpft auf seine Brust und schnappte nach Luft.

Als sie bemerkte, dass er nicht gekommen war, wollte sie an ihm herunter gleiten und ihn oral verwöhnen. Er aber hielt sie auf und meinte „Ist schon gut mein Schatz. Ist noch etwas zu früh für mich, mein Kleiner ist noch ganz außer Puste von heute Morgen, gönnen wir ihm mal eine Pause, dann haben wir heute Nachmittag wieder Spaß beim Yoga."

Sie lagen noch einige Minuten und küssten sich bis plötzlich das lachende Gesicht von Vanessa über ihnen auftauchte. „Na ihr zwei, schon fertig mit euren akrobatischen Übungen? Kommt, lasst uns ins Wasser gehen und die Bucht erkunden. Dort soll es ein paar hübsche Korallenblöcke geben, an denen sich unzählige kleine Fische tummelten."

So verbrachten sie mehrere Stunden zwischen Strand und Wasser. Schnorchelten in der Buch und erkundeten die Korallenblöcke, an denen es vor Leben nur so wimmelte. Sie beobachteten die Fische, lagen in der Brandung im flachen Wasser und sonnten sich am Sandstrand. Dazwischen küssten und liebkosten sie sich und diskutierten angestrengt, was sie wohl im zweiten Yoga-Kurs erwarten würde.

Am späteren Nachmittag, hatten sich insgesamt nur sechs Pärchen für den Special-Yoga Kurs im Halbschatten des Gartens eingefunden. Dafür gab es deutlich mehr Zuseher als am Vormittag. Die Yogalehrerin erklärte, dass sie es den Paaren überlasse, welcher der Partner jeweils welche Rolle einnehmen würde. Sie werde immer eine Yoga Figur vorzeigen, die dann von den Paaren entsprechend genutzt werden kann. Nach dem Vorzeigen, werde sie den einzelnen Paaren behilflich sein und Tipps geben, wie sie diese Position intensiver und vor allem gefahrlos für sexuelle Spiele nutzen können. Die Pärchen verteilten sich in einem großen Kreis um die Lehrerin in der Mitte. Als Unterlage dienten Yogamatten, unter denen die bekannten Strandtücher lagen. Zusätzlich standen noch Kissen zur Verfügung.

Los ging es mit ein paar Aufwärmübungen - „Um die Verletzungsgefahr zu verringern" wie die Yogalehrerin meinte. Die erste gemeinsame Figur war dann das „Glücklichen Baby", bei dem man sich auf den leicht runden Rücken legte,die Oberschenkel an den Bauch presste und die Unterschenkel nach oben streckte, während sie mit den Händen umfasst und gehalten wurden. Bei allen

Pärchen nahmen erwartungsgemäß die Frauen diese Position ein, während die Männer sich vor sie knieten, an ihren Oberschenkel abstützten und in sie eindrangen. Bei zwei Pärchen kniete sich der Mann verkehrt herum über seine Partnerin. Mit leicht wippenden Bewegungen steuerten die Frauen dabei den Rhythmus ihrer Vereinigung, die schön intensiv war, was durch zahlreiches Stöhnen bestätigt wurde.

„Bevor es zu intensiv wird, wechseln wir in die nächste Stellung." erklärte die Lehrerin, „In dieser nimmt man den Schneidersitz ein, legt jedoch die Beine nicht übereinander, sondern presst die Sohlen aneinander. Das nennt sich dann der Schmetterling." - „Wie soll man denn da jetzt ran kommen?", fragten einige und es wurde turbulent in der Gruppe, sehr zum Spaß der Zuseher. Schließlich schafften es einige sich so eng aneinander zu setzen, dass er in sie eindringen und sie dabei umschließen konnte. Dabei saßen dann beide auf den aneinander gepressten Füßen des anderen, während sich ihre Hände auf den

Oberschenkeln des anderen abstützten. „Na also, geht doch – im Kamasutra nennt man das die Lotusblüte." kam es anerkennend von der Lehrerin. „Und jetzt sachte nach links und rechts schwingen, nicht nach vorne und hinten, da werdet ihr sehr wahrscheinlich umfallen..." Rums und die ersten lagen bereits unter dem Gelächter der Zuseher, was sie jedoch nicht störte, denn diese umgefallene Position war ihren viel lieber und sie kopulierten fleißig weiter.

„Die nächste Position ist einfacher und hat zwei Varianten." erklärte sie und stellte sich auf Knie und Hände mit zunächst geradem Rücken in Pose. „Mit dem Rücken nach oben gebeugt, nennt sich das ganze „die Katze" und mit nach unten gebeugten „die Kuh". Die Oberschenkel sollten dabei allerdings zusammen bleiben – sonst wäre es für den Hund viel zu einfach." Diese Positionen gefielen allen gleich auf Anhieb und man sah die unterschied- lichsten Dogge-Style Positionen. Nur ein Pärchen tanzte aus der Reihe und nutzte sie für eine 69'er Stellung in dem der Mann im Wechsel zwischen den

Positionen ihr sein steifes Glied entgegen schob und wieder zurück nahm, während sie unter ihm lag.

„Jetzt wird's sportlich – ab in die Liegestütze, mit angewinkelten Zehen. Offiziell nennt sich das „das Brett" und man soll diese Position einige Sekunden halten, ohne die Arme zu strecken. Mal sehen was ihr daraus macht." „Das ist doch eine ideale 69'er Stellung." meinte Desiré und drückte Paul sanft mit dem Rücken auf das Strandtuch, während sie sich verdreht über ihn in Position brachte. Genüsslich liebkoste sie sein steifes Glied und genoss es wie er sie leckte und mit ihrem Kitzler spielte. Vanessa und Alex hatten dieselbe Position gewählt, nur mit vertauschten Rollen. Als sich die Blicke der beiden Frauen trafen, wussten sie, dass ihnen diese Position allen gefiel. Lautes Stöhnen auch von den Anderen bewies, dass sie alle ihren Spaß hatten. Nur dem Publikum war zu wenig Bewegung im Spiel. Zu einem Pärchen gewandt, dass direkt Gesicht an Gesicht kopulierte, erläuterte die Lehrerin: „diese Position funktioniert auch prächtig im Wasser, da könnt ihr euch vom Rhythmus der Wellen treiben lassen."

„Mit einer kleinen Variante sind wir dann auch schon bei unserer nächsten Position. Füße diesmal durch- und den Oberkörper nach oben strecken. Das nennt sich dann „der aufschauende Hund". Wer will, kann das Gesäß anheben und dabei den Oberkörper absenken und das Ganze dann in wiegenden Bewegungen in einander überfließen lassen. Ich glaube, da fällt euch dann schon etwas ein..." Jetzt wurde es heftiger. Vanessa blieb mit weit gespreizten Beinen auf dem Rücken liegen und Alex schob sich in der angegebenen Position über sie. Mit kräftigen Stößen trieb er sein steifes Glied in sie hinein, während er mit einer wiegenden Bewegung seinen Oberkörper hoch hinauf schob. Beim Rückweg zog er es wieder aus ihr heraus um es dann gleich wieder kräftig in sie zu stoßen, begleitet von einem intensiven Stöhnen ihrerseits. Jetzt war die von den Zusehern gewünschte Bewegung da und sie feuerten die Yogi-Pärchen kräftig an. Die Lehrerin ließ dem Spiel seinen Lauf und so passierte es, dass zwei Herren ihre Ladungen abfeuerten und damit ihre Pulver vorzeitig verschossen. Paul und Alex bemühten sich nach Kräften dies zu vermeiden und warteten auf die erlösende Aufforderung der Lehrerin in die nächste Position zu wechseln."

„Wie ich sehe, haben da einzelne Herren bereits über das Ziel hinaus geschossen. Ihnen bieten wir nun die Gelegenheit sich bei ihren Damen damit zu entschuldigen, dass sie auch sie auf ihre Kosten bringen. Die „Schulterbrücke" bietet sich dazu an." Dabei legte sie sich auf den Rücken, zog ihre Füße zu sich heran und stelle sie knapp vor ihr Gesäß, dann drückte sie ihren Unterleib nach oben, behielt ihre Schultern dabei jedoch am Boden. „Wenn ihr die Schultern auch noch anhebt, nennst sich das ganze „das Rad" und könnte auch ganz reizvoll sein. Also viel Spaß damit." Nun sah man, wie drei Frauen ihren Männern ihre Vulva mit durchgebogenem Rücken hoch entgegen streckte und sie damit aufforderten sie intensiv und genüsslich zu lecken, und diese kamen der Aufforderung zu gerne nach. Zwei Pärchen machten es umgekehrt und hier wurden die Männer von ihren Frauen verwöhnt. Ein lautes Schmatzen, Saugen und Lecken, begleitet von genüsslichem Stöhnen durchzog die Szene. Kurz bevor einer der beiden verwöhnten Männer abspritzte unterbrach sie die Übung und wechselte zur nächsten.

„Unsere vorletzte Position kann zur Entspannung genutzt werden. Hierzu legt ihr euch am besten rückwärts auf den Boden und drückt euch dann in „die Kerze", auch „Schulterstand" genannt hoch. Dabei könnt ihr euch am Rücken mit euren Händen abstützen. Der Partner kann euch dabei helfen. Wichtig ist, dass eure Beine dabei gestreckt bleiben – sonst wäre es zu einfach." Bis auf ein Pärchen mussten die Frauen die anstrengende Yoga Position übernehmen. Der einzige Mann im Schulterstand wurde von seiner Frau im wahrsten Sinne des Wortes bekniet ihre feuchte Spalte zu lecken, während sie sein schlaffes Glied liebkoste. Die beiden anderen Männer, welche ihr Pulver auch schon verschossen hatten, versuchten sich ebenfalls bei ihren Frauen durch intensives

Cunnilingus zu entschuldigen und taten ihr Bestes auch sie auf ihre Kosten kommen zu lassen. So waren Paul und Alex die letzten, welche ihre Frauen mit ihren steifen Schäften bearbeiteten, was mit ausgestreckten und damit geschlossenen Beinen gar nicht so einfach war. Mit etwas Unterstützung von Seiten der amüsierten Lehrerin, gelang es ihnen aber den richtigen Winkel zu finden, um tief in ihre Partnerinnen einzudringen.

„Für alle die jetzt noch oder vielleicht schon wieder können, eine einfache Stellung, damit ihr sicher zum Abschluss kommt und beide Partner es so richtig genießen können. Diese Stellung nennt sich „der herabschauende Hund" und ich bin sicher, ihr wisst was zu tun ist." Mit diesen Worten stellte sie sich wie ein großes A bzw. ein auf den Kopf gestelltes V hin und reckte ihr Hinterteil steil in die Höhe. „Wichtig ist nur, dass sowohl Arme als auch Rücken gerade durchgestreckt sind. Damit ihr mehr Spaß habt und die Position auch stabiler ist, könnt ihr die Beine hüftbreit spreizten. Also dann zeigt mal und lasst hören was ihr könnt." Freudig positionierten sich Desiré und Vanessa in der angegebenen Pose und reckten ihren Männern ihre knackigen Hintern entgegen. „Bitte einmal kräftig durcharbeiten und voll füllen!", kam die eindeutige Aufforderung, welche sie sofort befolgten und ihre steifen Schäfte in die heißen Spalten ihrer Frauen einführten. Diesmal benötigten sie keine Unterstützung und besorgten es ihnen so richtig, angefeuert von dem noch immer umher stehenden Publikum. Offensichtlich hatte sich auch einer der anderen Männer wieder erholt und auch er besorgte es seiner Frau, welche sein wieder erstarktes Glied gierig in sich aufnahm – begleitet von lustvollem Stöhnen. Bei den anderen beiden Pärchen mussten sich die Frauen mit Zungenarbeit zufrieden geben, aber sie genossen auch dieses und stimmten in das allgemeine Stöhnen ein. Es dauerte nicht lange und auch die Zuseher ließen sich anstecken. So kam es zu einer regelrechten Orgie in welcher sich knapp 20 Paare lüsternem Sex unter freiem sonnigen Himmel hingaben.

„Ich sehe schon, es hat allen gefallen und damit bedanke ich mich für ihre Teilnahme und wünsche ihnen noch prickelnden Spaß bei der Weiterentwicklung der heute gelernten Figuren – bis zum nächsten Mal." Damit verabschiedete sich die Yogalehrerin und ging ins Hauptgebäude zurück.

In der Pause bis zum Abendessen lagen noch alle im seichten Wasser und ließen die Wellen über sich schwappen. Dabei probierten sie noch einige Varianten der „Brett" Stellung aus den Yoga-Übungen aus.

Nach dem Abendessen lagen Desiré und Paul noch etwas in ihrem Zimmer. Es war noch etwa eine Stunde Zeit bis sie sich in der Disco treffen sollten.

„Ich hatte heute eine Traum, der hat mich ganz durcheinander gebracht." begann Desiré plötzlich und erzählte ihm, was sie geträumt hatte, und dass sie den gemeinsamen Morgen-Sex als erholsame Rettung genossen habe.

„Wenn das ein Freud'scher Wunschtraum sein sollte, muss ich dir sagen, dass ich da skeptisch bin.

Das bist nicht du vor allem die Anal-Geschichte, aber da bist du ja selbst aufgewacht. Ich selbst kann damit auch nichts anfangen." versuchte sie Paul zu trösten. „Ich bin zwar kein Traumdeuter, aber irgendetwas muss wohl doch dran sein. Schließlich hat er dich ja tatsächlich heiß gemacht, wie du selbst gesagt hast."

„Das ist es ja, was mich so irritiert. Noch vor zwei Wochen hätte ich das alles in das Reich der Porno-Phantasien abgeschoben. Da haben mir auch die Pornos in der Richtung nicht gefallen. Und jetzt wache ich mit einer heißen Muschi auf. Ich weiß schon, dass ich hier durch die ganze Atmosphäre viel lockerer geworden bin und mich zu manchem hinreißen habe lassen, was ich so vor zwei Wochen nicht gemacht hätte, aber der Traum ging doch ein deutliches Stückchen weiter."

„War da irgendwer dabei, den du erkannt hast? Gibt es vielleicht einen der dich insgeheim doch so anmacht, dass du dir vorstellen könntest, es mit ihm zu machen? Ohne, dass das heißen soll, dass du es wirklich bewusst willst."

„Nein ich habe keine Gesichter gesehen und auch die Genitalien waren irgendwie überzeichnet, alle größer, länger und dicker als die meisten, die man hier sieht. Hinzu kommt auch, dass ich mich immer wieder dabei ertappe, wie ich dem einen oder anderen lüstern in den Schritt schaue oder selbst feucht werde, wenn ich sehe wie es andere treiben."

„Also dass ist doch ganz normal, da würde ich mir eher Sorgen machen, wenn dem nicht so wäre", warf Paul ein.

„Auch gestern als du dein Semifinale hingelegt hast und sich die beiden an mir gerieben haben, bin ich ganz schön feucht geworden. Und als dich dann Blondie noch auf dein bestes Stück geküsst hat, habe ich mit gelacht und mich gar nicht geärgert. Ich glaube fast, ich wäre nicht einmal dazwischen gegangen, wenn sie dir wirklich einen geblasen hätte."

Paul nahm ihren Kopf zwischen seine Hände und küsste sie lange auf ihren Mund. Dann sagte er: „Versteh mich bitte nicht falsch, ich war auch knapp dran, es der Menge recht zu tun und mir einen blasen zu lassen – aber am liebsten von dir." Noch einmal küsst er sie und fuhr fort: „Wenn du irgendwann einmal Lust auf einen anderen Mann hast, dann sag es mir. Solange ich es weiß und dabei sein darf, kann ich mir gut vorstellen, dass mich das unheimlich anmachen könnte – vorausgesetzt, er ist der richtige für dich und die Stimmung passt. Ich weiß, dass ich mich auf dich verlassen kann und dass du dabei nur aus der passenden Stimmung heraus, deine Lust befriedigen kannst, auch wenn du dafür jemanden brauchst, zu dem du Vertrauen hast und den du gerne hast, weil es sonst bei dir gar nicht geht. Jetzt mal schnell aus dem Bauch heraus und rein hypothetisch – mit wem hier könntest du dir vorstellen intim zu werden, wenn alles drum herum passt? Ganz schnell und ganz ehrlich – nur so zur Info?".

„Nein ich will mit niemanden intim werden." widersprach Desiré.

„Das war nicht die Frage. Es geht hier nicht um's Wollen sondern rein um die Vorstellungskraft, mit wem könntest du es dir vorstellen – nicht dass du es wirklich willst – einfach so im Taumel der Gefühle. Komm sei kein Frosch, antworte mir – bitte, bitte"

„Also gut, aber nur wenn du auch sagst mit wem du es dir vorstellen könntest. Dann gleichzeitig auf drei."

„OK, eins, zwei, drei: Vanessa" - „Alex"

Beide lachten, denn sie hatten diese Namen erwartet, und es war schon richtig. Sie hatten die beiden von Anfang an sympathisch gefunden und die gemeinsamen Interessen hatten sie schon sehr weit getrieben, da war es nur logisch, dass diese beiden auch ihre erste Wahl für einen theoretischen finalen Schritt wären.

„Ja, ja, damit wollen wir das Thema nicht mehr weiter vertiefen. Wir haben ja noch unsere Regel-3 und an die wollen wir uns halten."

„Und die beiden halten sich auch an diese Regel und außerdem glaube ich nicht, dass sie wirklich bereit wären. "

„Alex weniger, aber ich glaube Vanessa wäre da schon eher zu haben, irgendwie hat sie einen Narren an dir gefressen, was ich auch gut verstehen kann..."

Beide lachten und machten sich dann fertig für die Disco in der diesmal deutlich mehr los war als bei ihrem ersten Besuch. Sie unterhielten sich prächtig und es wurde viel getanzt – fallweise auch mit anderen Tanzpartnern. Auffällig wurden die beiden Herren öfters von anderen Damen zum Tanzen aufgefordert.

Als die beiden Frauen einmal allein am Tisch saßen, fragte Vanessa „Unsere Männer sind uns ja noch den Weit-Spritzer Wettbewerb schuldig, was hältst du davon, wenn wir den heute noch durchziehen?".

„Wie stellst du dir das vor? Sollen sie es sich hier in der Disco selber machen, während wir zusehen?

Ich glaube nicht, dass sie da so richtig in Stimmung und zu entsprechender Leistung fähig sind. Sie brauchen da schon einen besonderen Kick, damit der Druck in ihren Kanonen steigt." antwortete Desiré.

„Was hältst du davon, wenn wir sie so richtig aufheizen und in Stimmung bringen. Erinnerst du dich wie sie das Spiel beim Massieren angemacht hat. Da hatten sie ja ordentlich Druck drauf, das sollten wir doch noch einmal so hinkriegen."

„Du meinst so mit Partnertausch? Ich weiß nicht so recht,..."

„Also mein Bärchen hat mit gestanden, dass es ihn fürchterlich anmachen würde, wenn du ihm einen blasen würdest. Und ganz ehrlich, hätte ich auch Lust mal deinen Schatz zwischen den Lippen zu haben. Hast du noch nie davon geträumt, es einem anderen zu besorgen, während dir dein Schatz dabei zusieht? Macht dich das nicht auch heiß?".

„Ganz ehrlich, nein. Aber das bei der Massage war doch ganz verführerisch und ich hatte auch meinen Spaß."

„Und bist du dabei auch feucht geworden?".

„Ja schon, aber..."

„Was aber? Sei ganz ehrlich: hat es dich angetörnt oder nicht? Wolltest du seine Lanze erwischen oder nicht? Also hopp oder tropp – alles auf eine Karte. Gib dir einen Ruck. Überleg es dir. Wenn der DJ um Mitternacht wieder seine langsamen Nummern anspielt, musst du dich entscheiden. Tanzt du mit meinem Bärchen weiter und machst du ihn wie beim Letzten Mal heiß oder wechselst du zu deinem Schatz. Egal wie du dich entscheidest, wenn die beiden dann so richtig heiß sind, gehen wir auf den Steg und lassen sie abspritzen. Es liegt an dir welche Spritzpistole du dann bedienen möchtest."

Die Männer kamen zurück und es ging wieder auf die Tanzfläche. Kurz vor Mitternacht klatsche Vanessa dezent ab und griff sich Paul für den nächsten Tanz. Dabei sah sie Desiré fragend in die Augen, die ihr zulächelte und kurz nickte, was Vanessa sichtlich erfreute. Als der DJ dann die erste langsame Nummer auflegte schmiegten sich die Frauen eng an ihre Tanzpartner und rieben ihren Schoß an ihnen im Takt der Musik.

Nach dem ersten Lied blickte Paul fragend in die Augen seiner Frau, sie schickte ihm einen Kuss und schloss sie wieder mit einem leichten unauffälligem Nicken, während ihre Hände nach unten glitten und Alexs knackigen Hintern umfassten und sie ihn noch weiter zu sich heranzog. Paul erkannte, dass die beiden Frauen offensichtlich während ihrer Abwesenheit ein besonderes Spiel vorbereitet hatten und war schon gespannt darauf was es sein sollte. Er war bereit mit zu spielen – zumindest bis zu einem gewissen Punkt, und da war er sich sicher, dass auch Desiré ihre Grenzen hatte. Nun spürte er wie Vanessa ihre Fingernägel in seinen Po grub und ihn rhythmisch zu sich heranzog. Dabei rieb sie ihre bereits feuchte Spalte auf seinem Oberschenkel und stieß dabei immer wieder gegen sein bereits erigiertes Glied. So tanzten beide Paare eng umschlungen und rieben sich lüstern gegenseitig. Sein Ständer war schon zu seiner vollen Größe angewachsen und drohte seinen durchsichtigen Slip zu sprengen. Als Vanessa den Tanz unterbrach und meinte: „So ihr beiden, jetzt können wir deutlich spüren, dass ihr so richtig heiß und bereit seid für euren Weit-Spritzer Wettbewerb, also kommt, lasst uns auf den Steg gehen und sehen, wer den höheren Druck auf der Leitung hat." Mit diesen Worten griffen beide Frauen ihren verdutzten Tanzpartnern in den Slip und zogen sie an ihren erigierten Gliedern hinter sich aus der Disco in Richtung Strand.

Dort angekommen meinte Alex „Wenn ihr uns in der Disco abspritzen hättet lassen, wäre es wohl weiter gegangen. Auf dem Weg hierher haben, wir schon einiges an Druck verloren."

„Wenn ihr Höchstleistungen von uns sehen wollt, dann müsst ihr uns schon noch die richtige Vorbereitung geben, sprich noch einmal den Druck so richtig aufbauen, sonst werdet ihr vom Ergebnis enttäuscht sein." ergänzte Paul.

„Hab ich es dir nicht gesagt, die beiden wollen noch etwas Doping, aber dann werden sie bis auf den letzten Tropfen ausgequetscht. Letzte Chance..." zwinkerte Vanessa Desiré zu, die ihr zurück lachte, vor ihrem Bärchen in die Knie ging und seinen Slip nach unten schob.

Mit beiden Händen ergriff sie das steife Glied vor sich und streichelte es langsam. Dann schob sie ihre rechte Hand nach hinten und massierte Alexs Juwelen, was ihm ein leises Stöhnen entlockte. Ihre linke Hand legte sie auf seinen Bauch. Seine dunkle Eichel glänzte erwartungsvoll, sein Schaft wippte leicht unter den Bewegungen ihrer rechten Hand, als sie ihre Lippen um ihn schloss. Mit saugenden Bewegungen schob sie ihn sich tief ihren Rachen und wieder zurück. Öffnete ihre Lippen und lies ihre Zunge auf seiner Spitze tanzen. Alex vergrub seine Hände in ihrem Haar und stieß sein Glied wieder in ihren Mund zurück. Drei, viermal ließ sie es zu, dann entzog sie sich seinem Griff und leckte den langen

Schaft hinab bis zu seinen Hoden. Nahm einen davon ihn ihren Mund und drückte sanft zu. Nachdem sie dies auch mit dem zweiten wiederholt hatte, leckte sie sich wieder zur Spitze seines pulsierenden Schaftes zurück und umkreiste mit ihrer Zunge den empfindlichen Rand seiner Eichel.

Etwas verdutzt von der coolen Reaktion seiner Frau, spürte Paul wie auch sein Slip herunter gezogen wurde und sich Vanessas Lippen um sein steifes Glied schlossen. Mit ihren Händen auf seinem Gesäß zog sie ihn zu sich heran und er drang tief in sie ein. Als sie ihn wieder aus ihrem heißen Mund entließ, um nach Luft zu schnappen ergriff sie seine Juwelen und massierte sie mit beiden Händen sanft aber dennoch kräftig. Dann stülpte sie wieder ihre Lippen über seine Eichel und presste sie so kräftig wie sie konnte zusammen. Der Druck fühlte sich gewaltig an und erregte ihn, sodass er laut aufstöhnte. Ihre Zunge umkreiste die Spitze seiner Eichel und leckte dann die empfindliche Naht entlang. Sie peinigte ihn mit diesen Liebkosungen und trieb ihn damit fast bis an den Rand seiner Explosion. Im Letzten Moment hielt sie inne und meinte genüsslich: „Also deiner ist schon so weit, noch einmal und ich habe die ganze Ladung im Gesicht." - Ja ich glaube Bärchen ist auch soweit, wir sollten in Position gehen."

Mit diesen Worten erhoben sich die beiden Frauen, glitten hinter die verdutzten Männer und umfassten ihre Schäften von hinten. Dann massierten sie diese mit kräftigen Bewegungen einer Hand, während sie mit der zweiten fest gegen ihre Schaftwurzel drückten um somit einen vorzeitigen Erguss zu unterdrücken und den Druck voll aufzubauen. Dabei richteten sie ihre Opfer vorsichtig so aus, dass beide nebeneinander an einer Planke des Stegs auf gleicher Höhe standen.

„Ja jetzt zeig mal was du kannst." rief Vanessa und mit einer letzten Bewegung ihrer Hand ließ sie Pauls Explosion freien Lauf. Mit einem lauten Aufschrei stemmte dieser sein Hüften und sein Glied weit hervor und in einem weiten Schwall entlud sich seine Ejakulation. Sein Saft schoss in hohem Bogen davon und klatschte auf die Planken des Stegs.

Seine zweite Ladung erreichte die Hälfte der Distanz, und die dritte tropfte nur noch an ihm herab.

„So Bärchen, jetzt bist du dran, lass es raus und enttäusche mich nicht..." mit diesen Worten von Desiré schrie auch Alex auf und schoss seine Ladung in hohem Bogen weit aus seinem Schaft heraus. Auch seine zweite und dritte Ladung erreichten die Distanz der ersten bei weitem nicht, auch wenn Desiré mit sanften Massagen nachhelfen wollte.

„Bevor wir nun zur Siegerehrung schreiben, saugen wir sie noch beide so richtig aus," sagte Vanessa, „komm her mein Bärchen, das mache ich jetzt selbst." Nun wurden die erschlaffenden Glieder noch einmal so richtig verwöhnt und mit gekonnten Massagen und Saugen bis auf den letzten Tropfen entleert, was Paul wieder sein bereits bekannten Quieken entlockte, sehr zur Belustigung der anderen. Anschließend wurden auch die beiden Frauen von ihren Männern zum Dank noch oral so richtig auf ihren Höhepunkt getrieben, bis auch sie vor Lust quiekten und alle vier erschöpft am Steg nieder sanken und sich noch einige Minuten innig küssten. Als sie den Sieger des Weit-Spritz Wettbewerbes küren wollten, mussten sie feststellen, dass sie mitten in den Marken lagen und diese somit verwischt hatten.

„Schade, was wäre eigentlich der Preis gewesen?", wollte Paul wissen.

„Sex mit deiner Herzensdame?", fragte Vanessa mit einem verschmitzten Lächeln auf den Lippen.

„Das habe ich doch täglich.", antwortete Paul und nahm seine Desiré in fest in den Arm.

„Oh, schade und ich dachte du würdest dann mal mich aussuchen und wir..." konterte Vanessa und wurde dabei von ihrem Bärchen lachend unterbrochen „Nun aber mal langsam mit den wilden Pferden, bin ich dir nicht mehr genug?". „Doch mein Bärchen, sicher, aber eine heiße Abwechslung, ist doch unser letzter Abend heute... Nein war nur ein Scherz!", und sie küsste ihn so intensiv, dass beide umfielen und sich noch lange am Steg wälzten.

„Kommt, lasst uns in die Cabanas wechseln, hier wird es mir allmählich zu unbequem und dort haben wir auch leichte Decken." meinte Desiré nach einigen Minuten. Auf den weichen Liegen der Cabanas kuschelten sie sich zusammen, streichelten und küssten sich, bis sie schließlich alle einschliefen.

Abschied

Es muss wohl gegen vier Uhr gewesen sein, ein sternenklarer Himmel erhob sich über dem Strand, als Vanessa aufwachte. Der Mond war schon wieder unter gegangen und somit war es recht dunkel. Nur schemenhaft konnte sie im fahlen Licht der Sterne erkennen, dass sie alle vier kreuz und quer, teilweise in die leichten Decken der Cabanas gehüllt lagen. Vorsichtig stand sie auf und ging zum Strand. Wenige Minuten später kam auch Desiré und sie betrachteten gemeinsam die Sterne.

„Wie hat dir der Urlaub gefallen?", wollte Desiré wissen.

„Super, ich bin sehr zufrieden und würde ihn jederzeit wieder buchen. Und wie sieht es bei dir aus? Du hattest doch anfangs Bedenken, wie geht es dir jetzt damit?".

„Auch mir hat er super gefallen – alles hat mir gefallen. Ich muss zugeben, dass ich meine

Bedenken inzwischen verworfen habe. Ich habe gelernt es zu genießen und mich fallen zu lassen. Ich weiß, dass mich mein Paul immer auffangen wird und dass ich mich auf ihn verlassen kann. Er gibt mir die nötige Rückendeckung und ich gebe ihm meine. Ich habe mich in diesem Urlaub verändert und bin schon gespannt, was das Leben zukünftig mit uns vor hat, was wir noch alles gemeinsam erleben dürfen und werden."

„Und haben dir eure Regeln dabei geholfen oder haben sie dich am Ende eher eingeengt?".

„Die Regeln waren ein ganz wichtiger Bestandteil dabei. Es war auch ein Glück, dass wir euch getroffen haben und mit euch gemeinsam an ihre Grenzen gehen konnten. Ob wir sie wirklich zu 100% eingehalten oder vielleicht doch ein wenig überschritten haben, ist jetzt ohne Bedeutung. Sie haben ihren Zweck erfüllt, uns Sicherheit gegeben und erlaubt, uns auszuleben. Genau darauf bin ich ein bisschen stolz."

„Na ihr zwei, was heckt ihr schon wieder aus?", erklang die leise Stimme von Alex und er umarmte sein Frau zärtlich von hinten. „Guten Morgen mein Häschen."

„Wir haben uns gerade über den Urlaub und die Regeln unterhalten," gab Desiré zurück. „Irgendwie ist es kühl meint ihr nicht auch?".

„Na da lässt sich doch was dagegen unternehmen." meinte Paul der in diesem Moment seine Frau in den Arm nahm und sie küsste. Sie spürte etwas Hartes an ihr Gesäß drücken und wusste, dass er und sein Heizstab wieder bereit waren. Sie umarmten sich und rieben sich an einander, während ihre Zungen in einem lüsternen Spiel ihre Münder erkundigten. Ihre Hände umfassten sein Becken und massierten seine Pobacken. Seine Hände glitten über ihren Bauch hinauf zu ihren Brüsten und spielten mit den verhärteten Knospen.

Auch Vanessa und Alex waren in eine wilde Knutscherei verfallen und rieben ihre Körper aneinander. Als sie sich lösten, meinte Vanessa mit sanfter Stimme: „Es ist doch unser letzter Tag, und am späten Vormittag geht's mit dem Bus wieder zurück zum Flughafen. Was haltet ihr davon, wenn wir es uns noch einmal so richtig geben und das Ambiente auf uns wirken lassen."

„Du meinst es noch einmal so richtig treiben, wie die Karnickel?", wollte Alex wissen.

„Ja, ich will noch einmal so richtig hergenommen werden, hart, intensiv und wild ich will noch einmal einen Orgasmus, der sich gewaschen hat. Ich will so einen richtigen Höhepunkt unserer Reise – und jetzt ist unsere letzte Chance dafür. Und zum Teufel mit Regel-3 ich will auch deinen Ständer in mir spüren..." wandte sie sich an Paul und blickte fragend zu Desiré hinüber, die leicht verstört wirkte.

„Nein, sorry, das geht mir doch etwas zu weit," antwortet ihr Paul „Wir haben unsere Regeln für den ganzen Urlaub hier aufgestellt und wir wollen uns auch daran halten. Sicher haben wir die Grenzen schon etwas verschoben, aber im Kern haben wir sie immer eingehalten und das möchte ich auch so weiter beibehalten."

Mit fragendem Blick wandte er sich zu seiner Frau die immer noch verlegen zu Boden blickte und plötzlich meinte: „Wenn du willst, könnt ihr es gerne mit einander machen. Ich komme damit schon zurecht. Ob ich jedoch aktiv mit machen will, bin ich mir nicht sicher."

Er nahm sie in seinen Arm, küsste sie und sagte mit sanfter Stimme: „Nein, ich will nicht, dass du so etwas nur mir zu liebe tust oder noch schlimmer über dich ergehen lässt. Das ist so etwas intimes, dass man es genießen und sich ganz dem Gefühlen hingeben muss, sonst kann dabei nur Enttäuschung und Frust herauskommen. Wie schon einmal diskutiert, kann ich es mir durchaus vorstellen, aber nur wenn das Ambiente und die Stimmung passen, aber das ist nur meine Seite und die ist nur eine von vier. Deine Seite ist für dich zu hundert Prozent die wichtigste, und nur wenn es wirklich passt und du überzeugt bist, dass du dich dem Ganzen wirklich hingeben kannst, nur dann kann es auch funktionieren. Lass dich keinesfalls unter Druck setzten – wenn du unsicher bist, dann sag uns das und wir werden es ohne Wenn und Aber akzeptieren und respektieren. Dann wird auch nichts passieren."

„Vanessa hat schon recht", meinte Desiré mit ruhiger Stimme, „Es sind unsere letzten Stunden in diesem herrlichen Urlaub, in dem wir schon so viel gemeinsam erlebt haben. Wir kennen uns gegenseitig schon sehr gut, auch mit allen körperlichen Details, und auch die Regel-3 haben wir dabei bereits mehrfach an getestet. Aber jetzt einfach so ganz bewusst und geplant – irgendwie sträubt sich da noch etwas in mir, auch wenn ein anderer Teil von mir sagt, dass es jetzt soweit ist und diese Erfahrung endlich erleben möchte."

„Was haltet ihr davon, wenn wir uns die Augen verbinden. Es ist noch immer recht dunkel und dann können wir nichts sehen. Vielleicht hilft uns das und wir sind uns nicht sicher, wer gerade wen verwöhnt. Dann brechen wir Regel-3 nicht bewusst, falls wir sie überhaupt brechen. " schlug Alex vor. „Was haltet ihr davon?".

„Das ist doch ein fauler Kompromiss, aber wenn ich es mir genauer überlege könnte es vielleicht klappen. Ich kann mir zwar nicht vorstellen, dass wir nicht merken, wer da gerade einen verwöhnt, aber es könnte helfen. Im Taumel der Gefühle habe ich schon einmal alles um mich herum vergessen und es genossen, als du mich zum Orgasmus getrieben hast." meinte Desiré zu Alex. „Also gut, ich will es riskieren, aber seid mir bitte nicht böse, wenn ich zwischendrin doch kalte Füße bekomme und aussteige. Ja – ich will es machen."

Insgeheim war sie immer noch hin und her gerissen - die Wahrscheinlichkeit, dass sie die Regeln einhalten würden war 50 Prozent und die Chance von Alex, einen anderen Mann genommen zu werden ebenso. Irgendwie hatte sie große Lust einmal einen anderen Mann in sich zu spüren. Sie war neugierig auf den Vergleich und sie war neugierig ob sie wirklich erkennen würde, wer sie verwöhnte.

„Wir werden schon dafür sorgen, dass du keine kalten Füße bekommst und schließlich, gilt das was du gesagt hast für alle von uns" antwortet Vanessa erfreut.

Paul hob sie auf seine Arme hoch und trug sie zurück zur Cabana. Unterwegs griff Vanessa noch in eine der Schalen mit den Kondomen - „Seid mir nicht böse, aber ohne die Dinger geht nichts." meinte sie mit ernster Stimme und drückte Desiré zwei davon in die Hand - „also her mit eurem besten Stück." Mit geschickten Finger und Zungenübungen bereiten die beiden Frauen die Instrumente ihrer Lust vor und streiften ihnen die Gummis über. Nachdem sich alle die Augen verbunden hatten, drehten sich die Frauen auf der Cabana stehend mehrmals um sich herum, während ihre Männer diese vorsichtig drei Mal umkreisten und dann langsam tastend auf die Liegefläche kletterten – auf der Suche nach ihren Frauen.

Leicht zitternd lag Desiré neben Vanessa. Die beiden Frauen hielten sich an ihrer Hand, ihre Köpfe lagen in entgegen gesetzter Richtung und beide spreizten erwartungsvoll leicht ihre Beine. Sie war noch immer irritiert, wusste nicht was sie von diesem

Spiel halten sollte. Da berührte sie eine Hand an ihrem Bein. Sanft und vorsichtig, dann kam eine zweite Hand hinzu und tastete an ihre Zehen, als sich plötzlich Lippen über ihre großen Zeh schoben und ihn einsogen. Die Lippen lutschten an ihrem Zeh, während die Hände ihren Fuß massierten. Sorgfältig und sanft streichelten die Finger die Vorderseite und der Daumen ihre Sohle. Dann suchte die zweite Hand ihren anderen Fuß. Sanft wurden ihre Beine geschlossen und langsam angehoben, damit die Lippen nun abwechselnd die Zehen an beiden Füßen liebkosen konnten.

Plötzlich fühlte sie eine weitere Hand die seitlich, links von ihr über das Kissen auf dem sie lag an ihre Brust glitt und Finger die sich langsam noch oben tasteten. Wieder kam eine zweite Hand hinzu und legte sich zielbewusst auf ihre Brust und begann diese zu massieren.

Welche Hand gehörte zu wem? Wer war es, der ihre Zehen liebkoste? Wer war es der ihre Brust massierte und ihre Nippel hart werden ließ? Sie spürte die Hitze die durch ihren Körper kroch. Jetzt war ihr nicht mehr kühl. Die Kühle der Nacht war der Hitze ihres Körpers gewichen und es erregte sie.

Die Lippen entließen ihre Zehen und bewegten sich langsam an der Innenseite ihrer Füße, während ihre Beine weiter gespreizt wurden. Ein heißer Mund arbeitete sich leckend an ihren Innenseiten voran in Richtung ihres Lustzentrums.

Nun bewegte sich auch eine Hand von ihrer Brust langsam nach unten hin zu ihrem Schoß und die heißen Lippen bedeckten ihren Oberkörper mit Küssen. Zuerst wurden ihre Nippel verwöhnt, eine feuchte Zunge umkreiste sie in leckenden Bewegungen und reizte ihre empfindlichen Spitzen. Gierige Lippen stülpten sich über sie und sog sie ein, nuckelten an ihnen, machten sie heiß und steif. Dann folgten sie küssend und leckend der Hand, welche ihnen den Weg bereitete. In leicht kreisenden massierenden Bewegungen glitt sie immer weiter nach unten.

Gleich würden sich die beiden Männer berühren. Die würden bemerken, dass sie die gleiche Frau liebkosten. Gleich würde sie eine der beiden Liebkosungen verlieren – welche? Auf welche wollte sie verzichten? Auf welche konnte sie verzichten?

Dann war es soweit, als sich die Hand von oben über ihren Venushügel in ihren Schambereich schob, leckte die Zunge gerade an ihrem heißen Loch zwischen ihren Beinen. Kurz hielten beide inne und die Hand zog sich langsam zurück. Nicht abrupt wie sie befürchtet hatte, nein langsam streichelte sie auf der anderen Seite wieder nach oben an ihrer rechte Seite entlang, auf der Suche nach Vanessa, welche sich enger an sie schmiegte. Offensichtlich hatte sie schon mit bekommen, dass beide Männer an Desiré arbeiteten und sie wollte auch ihren Teil vom Kuchen, ließ aber keinen Ton von sich hören – ganz wie vereinbart, es sollte ja alles so lange wie möglich anonym bleiben. Als die Hand Vanessas Bein erreicht hatte, bemerkte sie, wie sich der Mann zu ihrer Rechten erhob und sich vorsichtig um ihren Kopf herum zu Vanessa bewegte. Wer war er? Sie war sich nicht sicher, seine Berührungen fühlten sich so an, als ob es Paul gewesen wäre, aber die

Liebkosungen an ihrem Zeh waren auch typisch für ihn. Sie konnte es einfach nicht sagen und das war ihr auch ganz recht so.

In diesem Moment begann die Zunge mit ihrem Kitzler zu spielen und entfachte ein heißes Feuer in ihr – das heiße Feuer des Verlangens nach mehr. Geschickt bewegte sich die Zunge in ihrer heißen Spalte auf und ab, zwei Finger spreizten ihre Schamlippen weit auseinander und machten ihr somit Platz für ihr lüsternes Spiel. Immer schneller und immer intensiver leckte sie ihre Vulva aus, umkreiste dabei immer wieder ihre Lustknospe und drängte ihn ihr heißes Loch. Sie war bereits klatsch nass, wusste aber nicht, ob es ihr eigener Saft oder der Speicher der Zunge war. Es war ihr aber egal, sie war heiß und nass, dass allein zählte - ihr Körper begann bereits zu beben. Es war der Moment auf den sie gewartet hatte, der Moment in dem sie ihre Umgebung herum zu vergessen begann und sich nur noch ihrer Lust hingab. Ihre Lust, ihre unbändige Lust, welche dieser Urlaub so herrlich entfacht hatte. Ihre Lust, der sie sich vorher noch nie so hingeben konnte, und die sie jetzt in vollen Zügen genoss. Jetzt war sie bereit, jetzt war sie für alles bereit, jetzt wollte und konnte sie sich so richtig fallen lassen – endlich. Jetzt war es ihr vollkommen egal, wer da zwischen ihren Schenkeln lag – jetzt zählte nur noch ihre eigene und seine Lust. Sie würde es genießen solange er sie verwöhnte und dann würde sie es ihm besorgen. Sie würden sich gegenseitig so richtig aufgeilen und dem Taumel der Gefühle hingeben und auf den Wellen ihrer Lust reiten.

Sie spürte wie zwei Finger sanft in ihre Grotte eindrangen, langsam und vorsichtig dehnten sie den Eingang ihrer Vagina und strichen an ihrer vorderen Innenseite empor. Sie spreizten und schlossen sich und massierten das empfindliche nasse Gewebe, während sich die Zunge auf ihren Kitzler konzentrierte. Als die Finger ganz in ihr steckten und nicht mehr weiter kamen, krümmten sie sich leicht und begannen mit kratzenden Bewegungen ihre Innenseite zu stimulieren. Sie umkreisten dabei einen ganz speziellen Punkt – suchte er ihn oder spielte er nur mit ihr und wusste genau wo dieser

Punkt war. Dieser eine ganz spezielle Punkt, der sie zum Explodieren bringen würde – ihren G-Punkt. Sie hielt es nicht mehr aus, senkte ihre Beine und bäumte sich auf, hob ihr Becken hoch hinauf und biss sich auf die Lippen, einen lauten Lustschrei unterdrückend. Der Mann zwischen ihren Füßen folgte ihren Bewegungen und ließ nicht von ihr ab. Seine Finger massierten weiter das anschwellende Gewebe in ihrer Vagina, während seine Zunge und seine Lippen ihre Klitoris bearbeiteten. Auch diese war bereits angeschwollen und fühlte sich an, als ob sie gleich platzen würde. Noch intensiver war das Gefühl in ihrem Inneren. Was taten die Finger nur? Sie führten einen Tanz auf, den sie noch nie erlebt hatte, sie massierten ihre gesamte Vagina und drückten immer wieder gegen ihre Vorderwand. In rhythmischen Bewegungen erlebte sie den Druck der Zunge und Lippen von außen gegen ihre Klitoris und der tanzenden Finger von innen auf ihre Vagina - ihr G-Punkt lag genau dazwischen. Punkt? Nein inzwischen musste es eine ganze Region sein, egal wo die Finger sie bearbeiteten, jedes Mal wenn sie ihre Vorderseite von innen berührten, ereignete sich eine kleine Explosion in ihrem Kopf und ein heißer Schwall durchzog ihren Körper. Immer heftiger und immer schneller kamen diese Explosionen bis sie plötzlich einen ansteigenden Druck verspürte, den sie noch nie zuvor verspürt hatte. Sie hat zwar schon davon gelesen und gehört, hatte ihn jedoch selbst noch nie erlebt. Sie hatte plötzlich das Gefühl eines massiven Harndranges. Sie spürte, wie sich eine Flüssigkeit in ihr sammelte und aus ihr heraus wollte. Sie wollte das Gefühl unterdrücken, sie wollte es zurück halten, sie hatte Angst, dass es nur ihre Harnblase war, welche ihr hier einen Streich spielte.

Der Mann zwischen ihren Beinen trieb sie weiter und weiter, er gab nicht nach, mit seinen Fingern und seiner Zunge wollte er es wissen, er wollte sie auf die höchste Welle ihres Orgasmus treiben. Noch einmal drückte er fest mit seinen Fingern gegen die glitschige leicht raue Innenwand ihrer Vagina und dann spürte er es, er spürte die Explosion in ihrem Inneren und er fühlte etwas Nasses, dass sich aus ihr ergoss. Wie ein Wasserstrahl traf es ihn und er musste absetzen, nach Luft schnappend spürte er, wie ein warmer Wasserstrahl aus ihr heraus in sein Gesicht spritzte. Es fühlte sich an wie Urin, roch aber nicht danach. Eigentlich roch es nach gar nichts, schmeckte allerdings leicht süßlich. Mit seinen Fingern macht er weiter und entlockte ihr zwei weitere intensive Spritzer - „Fast so wie bei meiner Ejakulation" dachte er, „Das muss eine weibliche Ejakulation sein", sie erlebten gerade eine weibliche Ejakulation.

In ihrem Kopf explodierte eine Bombe und in ihrem Unterleib platzte ein Ballon. Sie spürte, wie sich etwas Flüssiges den Weg aus ihr heraus bahnte. Nicht langsam fließend so wie ihre Lust sonst aus ihrem heißen Loch floss, nein, es drang mit Gewalt heraus und es fühlte sich an, als ob sich ein Urinstrahl über den Mann zwischen ihren Beinen ergoss. Aber nein, es war kein Urin, das fühlte sich anders an, es war sehr ähnlich, aber doch nicht gleich, es war viel schöner viel lustvoller. Als das Gefühl nachließ kam der Orgasmus zurück. Wie ein Tsunami, kraftvoll und alles niederreißend bahnte er sich seinen Weg durch ihren Körper sie bäumte sich hoch auf und biss sich noch stärker auf ihre Lippen, denen nur ein zischender Laut entfuhr.

Er setzte seine Zunge wieder an, er wollte sein Werk vollenden, er wollte sie zu weiteren Orgasmen treiben bis sie nicht mehr konnte. Erst dann würde er ihr einen kurzen Moment der Entspannung gönnen – nur einen sehr kurzen – bevor er sie mit seinem heißen Schaft nehmen würde. Dann wäre er an der Reihe und würde sie mit seinem heißen Rohr bearbeiten, bis sich auch seine Ejakulation ihren Weg durch sein Rohr bahnen würde.

Schweiß gebadet sackte Desiré nach der vierten Orgasmus-Welle in sich zusammen. Sie war fertig, sie konnte nicht mehr, sie war geschafft. So etwas hatte sie noch nie erlebt – was war das? Und wer war es? Wie hatte er das gemacht? Es war alles so neu, so ungewohnt und vor allem so schön!

In diesem Moment spürte sie, wie sich auch Vanessa aufbäumte und sich zu winden begann. Sie erinnerte sich an den Anblick bei der Massage, als sie von Paul zu einem Orgasmus getrieben wurde – und sie hatte das Gefühl, dass es wieder genauso aussehen musste. War es Paul, der Vanessa wieder vor sich her trieb? Dann müsste es Alex gewesen sein, der ihr diesen unglaublichen Orgasmus beschert hatte. Hat er das mit Vanessa schon öfters so gemacht? Kannte sie dieses herrliche Gefühl der Ejakulation schon länger? Fragen über Fragen schossen ihr durch den Kopf und sie wollte sie verdrängen, sie wollte nicht daran denken, sie wollte sich ganz dem Hier und Jetzt widmen.

Auch Vanessa sank erschöpft zusammen und ihr Körper erschlaffte. Die Hände der beiden Frauen suchten wieder nach einander und sie hielten sich gegenseitig fest. In der Hitze des Gefechtes hatte Vanessa Desirés Hand losgelassen, als sich diese derart verkrampfe, dass sie Angst hatte, sie würde ihr die Hand brechen.

Dann spürte Desiré wie sich der Mann zwischen ihren Beinen aufsetzte, ihre Füße wieder anhob und nach hinten drückte. Mit ihrer Hand fuhr sie zwischen ihre Beine und tastete nach seinem Glied.

Prall, hart, steif und heiß suchte es nach dem Eingang in ihre Lustgrotte. Sie umfasste es und dirigierte es an die richtige Stelle. Das Kondom fühlte sich ungewohnt an. Mit Paul hatte sie schon lange keines mehr benutzt. Sie wollten dieses störende Gummiteil nicht, sie wollten ihre heiße feuchte Haut und seine heiße Ejakulation spüren. Wenn sie sich sicher sein könnte, dass es ihr Paul war, der da so genüsslich in sie eindrang, dann hätte sie ihm das Ding schon längst herunter gerissen.

Kraftvoll schob er seinen Schaft tief in sie hinein, bis zum Anschlag steckte er in ihrer heißen Grotte, die noch immer von ihrem Orgasmus bebte. Dann zog er ihn wieder zurück. Raus ganz raus – warum ? Was war los? Stimmte etwas nicht?

Dann leckte die Zunge noch einmal ihren Eingang, bevor er wieder langsam und vorsichtig in sie eindrang. Diesmal entzog er sich ihr nicht mehr. Sie beugte ihre Knie und schloss ihre Beinen hinter seinem Becken – jetzt hielt sie ihn gefangen und ließ ihn nicht mehr entkommen. Mit ihren

Unterschenkeln zog sie ihn im Rhythmus seiner Stöße fest zu sich heran, wodurch er tiefer in sie eindrang und sie das Gefühl des Ausgefüllt seins intensiver genießen konnte. Mit seinen Händen stützte er sich an ihren Brüsten ab und rammte seinen steifen Schaft immer wieder kraftvoll in sie hinein. Fester, fester, immer fester stieß er zu und sie fühlte, wie sich eine neue Welle ihres Orgasmus anbahnte.

Sein Rhythmus steigerte sich bis er mit einem letzten Stoß in ihr verharrte und ein unterdrücktes Stöhnen zwischen seinen Lippen hervor presste. Auch sie ritt in diesem Moment auf einer letzten Welle ihres Orgasmus und stemmte ihm ihren Unterleib entgegen. Sie vermisste das wohlige Gefühl, wenn sich das heiße Ejakulat eines männlichen Orgasmus in ihr ausbreitete und bedauerte das störende, aber notwendige Kondom. Dann brach er keuchend neben ihr zusammen und streichelte sanft ihren Bauch. Diskret versuchten sie die Anonymität aufrecht zu erhalten und unterdrückten den Drang sich zu Küssen und durch die Haare zu fahren.

Erschöpft konnte sie hören und vor allem spüren, dass auch das zweite Pärchen einen gewaltigen gemeinsamen Orgasmus erlebte, bis auch sie erschöpft zusammen brachen. Alle vier lagen noch länger neben einander und streichelten sich gegenseitig. Dann erhoben sich die Männer wieder und zogen drei weitere Runden um die Cabana, während sich oben die zwei Frauen um sich herum drehten. Danach nahmen sie alle ihre Augenbinden ab und sahen sich fragend in die Augen. Wer hatte wen verwöhnt? Waren es die jeweiligen Partner oder hatten sie diese getauscht? Jeder hatte irgendwie einen Verdacht, aber keiner war sich sicher. Nur in einem war sich jeder sicher – genossen hatten sie es offensichtlich alle und das war das Ziel des Spieles gewesen. Lachend fielen sie sich in die Arme und küssten sich gegenseitig.

„Das war doch ein krönender Abschluss eines tollen Urlaubes." sagte Vanessa „oder seid ihr da vielleicht anderer Meinung?" - „Nein, ganz und gar nicht" schallte es im Chor zurück. Dann legten sich alle noch einmal eng umschlungen hin und nickten wieder ein.

Als sie von der Morgensonne geweckt wurden, gingen sie gemeinsam auf ihre Zimmer, duschten sich und trafen sich anschließend zum Frühstück wieder im Speisesaal. Dort ließen sie den gemeinsamen Urlaub noch einmal Revue passieren.

Das Packen ging schnell vor sich, man hatte ja fast nichts mit und so landete einfach alles in einem großen Haufen im Koffer. Beim Check-Out erhielten sie noch ein kleines Abschiedsgeschenk, welches sie allerdings erst zu Hause öffnen sollten, sowie einen Gutschein, den sie bei einer Folgebuchung einlösen könnten.

Wehmütig verließen sie das Resort mit dem Shuttle Bus, der die neuen Gäste bringen würde. Diese hatten ihren Urlaub noch vor sich, während ihrer nun fast vorbei war. Fast, denn sie hatten vereinbart, dass sie im Flieger ihre Mitgliedschaft im

Club 10.000 erneuern würden – vielleicht ähnlich wie beim Hinflug mit gegenseitigen Ein-/Ausblicken.

„Wir sollten noch unsere Adressen austauschen. Es war so schön mit euch, und das könnten wir uns doch mal gegenseitig besuchen oder gemeinsame Ausflüge unternehmen." meinte Alex.

„Sorry – Regel-6", lehnte Paul seinen Wunsch mit hochgezogenen Schultern und freundlicher Stimme ab. „Das ist die letzte unserer Regeln, und wir haben versprochen uns daran zu halten. Aber ich mache euch einen anderen Vorschlag: wir treffen uns einfach nächstes Jahr wieder hier im Resort. Uns hat es so super gefallen, dass wir sicher wieder kommen werden. Außerdem haben wir ja einen Gutschein bekommen und den sollten wir nicht verfallen lassen."

Die Idee stieß auf allgemeine Zustimmung und Alex kramte einen Kalender hervor. Schnell wurde ein passender Termin gefunden und alle versprachen, gleich nächste Woche zu buchen.

„Nächstes Jahr lasst ihr eure Regeln aber zu Hause oder?", fragte Vanessa mit einem lüsternen Augenzwinkern.

„Ich glaube, das lässt sich einrichten", antwortete ihr Desiré „ich bin mir noch immer nicht sicher wer mich heute früh so zum Explodieren gebracht hat. Meine Muschi ist noch ganz kribbelig. Ich werde das zu Hause mal mit meinem Schatz testen und falls er es nicht war, will ich nächstes Jahr von dir mehr davon." und drückte Alex einen dicken Kuss auf die Wange.

„In diesem Fall werde ich ihm gerne Nachhilfe geben, aber ich glaube, er schafft das auch ganz alleine." ergänzte Alex lachend.

Leider war der Rückflug stark ausgebucht, sodass sie keine Gelegenheit hatten ihr Spielchen zu wiederholen. Trotzdem schafften es Desiré und Paul sich auf einen genüsslichen Quickie in die Toilette zu verziehen.

Als sie an ihrem Zielflughafen ankamen, war es mitten in der Nacht und der Vollmond stand am

Himmel. Das Irish Pub hatte bereits geschlossen und es blieb ihnen nichts anderes übrig, als sich in der Ankunftshalle zu verabschieden. Sie umarmten sich und küssten sich – diesmal intensiv.

„Als kleinen Vorgeschmack für nächstes Jahr," meinte Vanessa.

„Und nicht vergessen gleich buchen" ermahnte Desiré als sie in entgegen gesetzten Richtungen ihre Parkhäuser suchten.

Während sie auf der Landstraße nach Hause fuhren, kuschelte sich Desiré an die Brust ihres Mannes und kraulte verspielt in seinen Brusthaaren. Nach einer Weile bewegte sie ihre Hand nach unten in seinen Schritt und öffnete seine Hose. Sein steifes Glied sprang ihr sofort entgegen und sie drückte ihm einen sanften Kuss auf die heiße Spitze. Paul stöhnte auf und suchte nervös nach einem Feldweg oder Parkplatz, während Desiré sich an seinem heißen Glied festsaugte und ihn intensiv zu verwöhnen begann.

Endlich fand er einen schmalen Feldweg, der sich von der Straße in einen kleinen Wald bahnte und fuhr den Wagen bis an den Waldrand. Nun griff sie nach der Sitzverstellung und schob seinen Sitz soweit wie möglich zurück. Wie wild begann sie sein Glied zu massieren, lecken und liebkosen.

Sie spürte wie er seine Hand unter ihr Kleid schob und nach ihrer feuchten Spalte tastete. Irgendwie konnte er aber nicht an sie heran kommen, es war einfach zu wenig Platz, damit sie sich so in Pose bringen konnte, dass er sie erreichen und sie ihn trotzdem oral verwöhnen konnte. Sie ließ von ihm ab und versuchte sich auf ihn zu setzen, was allerdings auch misslang – das Lenkrad drückte ihr unbequem in den Rücken. Auch der Wechsel auf den Beifahrersitz bot ihnen keine wirklich bequeme Position.

„Komm, steige aus, wir machen es auf der Motorhaube" hauchte er ihr ins Ohr und öffnete die Beifahrertür. Noch während er ausstieg, streifte er seine Hose vollends ab und zog sich auch sein T-Shirt über den Kopf. Jetzt stand er vollkommen nackt mit hoch aufgerichteter Lanze vor ihr und zog sie aus ihrem Sitz hoch. Mit seinen geschickten Händen streifte er ihr Kleid über ihren Kopf, öffnete ihren Büstenhalter und ließ ihn einfach zu Boden fallen. Sie pressten ihre nackten Körper aneinander und küssten sich intensiv. Ihre Zungen spielten ein ausdauerndes Spiel und liebkosten einander zwischen ihren Lippen. Langsam bewegten sie sich dabei nach vorne, immer an der Kühlerhaube entlang, bis sie direkt zwischen den beiden Scheinwerfern standen, die immer noch eingeschaltet waren.

Er fuhr mit seinen Händen unter ihr Gesäß und hob sie vorsichtig auf die Haube. Dann küsste er ihren Hals, ihre Brüste, saugte ihre Nippel einmassierte ihre Wölbungen sanft aber kräftig mit seinen Händen. Küssend bewegte er seine Lippen weiter nach unten – über den Bauchnabel hin zu seinem Ziel, ihrem heißen Schoß. Als er an ihrem Venushügel angekommen war, ging er vor ihr auf die Knie und ließ seine Zunge zwischen ihre Spalte gleiten. Er schmeckte ihre Lust, diesen süßlichen und leicht bitteren Geschmack, den er so liebte und der ihm anzeigte, dass sie bereit und willig war.

Zuerst steckte er seine Zunge tief in ihr Loch. Es war heiß und aus ihm quoll diese herrlich schmeckende zähe Flüssigkeit, ihre heiße Lust, die seinem langen Schaft später so gut schmieren würde, auf seinem Weg durch ihre bebende Vagina. Doch zuerst war da noch ihr Lustzentrum am oberen Ende ihre Spalte, ihrer heißen und feuchten Spalte zwischen den zart rosa glänzenden Schamlippen, die im fahlen Mondlicht leicht schimmerten. Genau am oberen Ende, zwischen den Enden der beiden Schamlippen lag die kleine Knospe, die immer so intensiv auf seine Berührungen reagierte, die anschwoll und sich aufbäumte, wenn er sie zwischen seinen Lippen knetete und mit seiner Zunge leckte. Die er dann einsaugen und liebkosen konnte. Da war sie, und sie zuckte bereits als er sie das erste Mal berührte. Während er sein Spiel in ihrer Vulva spielte, durchfuhren sie rhythmische Zuckungen und er wusste, dass er bald an seinem Ziel war. Jetzt war es Zeit ihr Inneres zu bearbeiten und vorsichtig schob er seinen Mittelfinger in ihr heißes Loch, welches sich bereitwillig öffnete. Tief drang er in sie ein und massierte sie an dem Punkt, an dem sie es so genoss. Dann zog er seinen Finger wieder zurück, um gleich darauf wieder in sie einzudringen – mit Mittel- und Zeigefinger. Während er mit seiner Zunge ihren Kitzler bearbeitete vollführen seine Finger in ihrem Inneren einen wahren Akrobatik-Tanz. So trieb er sie vor sich her und sie wand sich unter seinen Liebkosungen, sie wand sich unter den Wellen ihres Orgasmus. Plötzlich krallte sie sich in seinen Haaren fest und er wusste, jetzt war es soweit, jetzt würde sie ihren Höhepunkt erleben und laut lustvoll aufschreien – so wie immer wenn er sie auf diese Art verwöhnte.

Insgeheim hoffte er jedoch auf mehr, er hoffte auf den heißen nassen Strahl jener Flüssigkeit, die er an diesem Morgen zum ersten Mal gekostet hatte. Und da war er, er hatte es wieder geschafft, er hatte sie zur Ejakulation gebracht, stärker als am Morgen, und er genoss es von ihr angespritzt zu werden. Das war der ultimative Beweis, ja sie war es heute gewesen mit dem er diesen unvergesslichen Morgen-Sex mit der heißen Dusche ihrer Lust genossen hatte.

Da war sie wieder, diese Explosion, die sie schon am Morgen erlebt hatte und die sie bisher nicht kannte. Jetzt wusste sie, wer es war, der sie auf diesen Gipfel der Lust getrieben hatte und sie war erleichtert und viel entspannter als heute Morgen. Diesmal wollte sie es nicht zurück halten, diesmal presste sie den Strahl aus sich heraus und wusste, dass er sich über ihren Geliebten Paul ergießen würde. Ein gellender Lustschrei durchbrach die Stille der Nacht, sie konnte sich nicht mehr halten und schrie ihre Lust laut heraus. Ein Schrei für jede ihrer Wellen, und es waren viele Wellen, lange und anhaltende Wellen, die sie hinwegspülten in eine andere Welt, in eine Welt der puren, geilen Lust und sie ergab sich dieser Welt, sie ließ sich fallen und genoss es. Es war ein unbeschreibliches Gefühl, in dem die ganze Welt um sie herum verschwamm, alle Sorgen und Probleme schienen wie weggefegt, sie spürte nur noch ihren pulsierenden, vor Lust bebenden Körper. Diese herrlich kribbelnde Hitze die sie durchzog, von ihrer glühenden Vagina bis in ihre letzte Haarspitze. Ihr Herz raste und verteilte dieses herrliche Gefühl in ihrem ganzen Körper. Egal was er jetzt mit ihr machen würde, sie wäre unfähig etwas dagegen zu unternehmen, sich dagegen zu wehren – nein, sie wollte sich gegen nichts mehr wehren, egal was er tun würde, sie würde es genießen, sie würde sich ihm voll und ganz hingeben. Jetzt war sie für alles bereit.

Als sie erschöpft in sich zusammen sackte, fühlte sie wie er sich erhob und sein heißes Glied in sie einführte. Jetzt würde er sie mit kraftvollen Stößen nehmen und noch einmal auf einen Höhepunkt treiben. Jetzt würde sie seinen harten Prügel genießen und jetzt wollte sie intensiv und hart von ihm genommen werden und hauchte ihm stockend entgegen: „Nimm mich, treib mir deinen Schaft hinein, spalte mich, fest und hart - aber zum Schluss will ich deinen Saft kosten, ich will dich aussaugen, bis auf den letzten Tropfen – verstanden?". Er verstand und trieb seinen Schaft mit kräftigen

Stößen immer wieder und wieder in sie hinein. Sie rutsche im Rhythmus seiner Stöße auf der warmen Motorhaube auf und ab. Und ihre Becken klatschen laut und hart aufeinander. Sie waren beide nass, nass von ihrer Lust, ihrem Schweiß und ihrer Ejakulation.

Sie genoss es so intensiv von ihrem Mann genommen zu werden und sie wusste, dass sie kein anderer Mann in solche Orgasmen versetzen konnte wie er. Jetzt waren die letzten Zweifel hinweg gespült von ihrer Lust, er war ihr „Mr. Right", genau der Richtige, der Eine und Einzige, der ihr geben konnte was sie brauchte und wollte. Jetzt brauchten sie keine Regeln mehr, die sie beschützen mussten. Jetzt wusste sie, dass sie auf dieses Vergnügen niemals mehr verzichten wollte, nur er ihr diesen Gipfel ihrer Lust bescheren konnte und sie ihn niemals auf ihn verzichten wollte. Der Orgasmus, den ihr Alex beschert hatte war dagegen nur Makulatur, ein billiger Abklatsch – er war schön, anregend, intensiv und sie hatte ihn genossen, aber er war nichts im Vergleich zu den beiden die sie mit ihrem Paul erlebt hatte und davon wollte sie mehr, noch viel mehr. Der Orgasmus mit Alex war nur ein Orgasmus, der ihr die Welt zu Füssen legte. Paul dagegen ließ das Universum in ihrem Kopf explodieren, er war ihr Urknall, der alles Vorangegangene hinwegfegte und sie von neuem beginnen lassen würde.

Er spürte wie ihre heiße Vagina sein Glied fest umspannte und es in sich aufsaugte. Er genoss den Druck den sie ihm entgegen setzte, und der seinen harten Schaft zusammen presste, der seinen Eichelrand so herrlich reizte. Mit jedem seiner Stöße glitt seine Eichel durch diesen sanften Druck, perfekt geschmiert von ihrer Lust, begleitet von dem schmatzenden Geräusch ihrer pulsierenden Vagina in dem er seinen Schaft wie einen Kolben in einen Zylinder hin und her bewegte. Er fühlte, wie die Lust in seine Hoden schoss und wie sein Schaft von der Wurzel beginnend zu pulsieren begann. Er hatte das Gefühl, als ob jeder einzelne seiner Spermien wie wild gierig gegen seine Hoden klopfe und aus ihm heraus wollte. Er wusste, dass er sie nicht mehr lange bändigen konnte, dass er diesen Druck nicht mehr lange standhalten konnte. Gleich würde es soweit sein, dass sie sich ihren Weg durch seinen steifen Schaft bahnen und er seine Ladung auf sie abfeuern würde. Noch einmal unterdrückte er das Gefühl und zog sein steifes Glied aus ihrer Lustgrotte, mit einer Hand presste er seinen Schaft am unteren Ende ab und unterdrückte damit die Ejakulation.

Schnell glitt sie von der Haube nach unten und kniete sich vor ihn auf den leicht feuchten, weichen Waldboden. Da stand er, sein von ihrer Lust verschmierter Schaft und glänzte im fahlen Mondlicht. Sie nahm ihn in beide Hände, dieses herrlich glänzende Objekt ihrer Begierde, von ihrer Lust überzogen, wie mit Zuckerguss. Sein hochroter Kopf pulsierte und eine kleine weiße Perle kam aus seiner Öffnung. Sie öffnete ihre Lippen und versenkte die heiße Eichel in ihrem gierigen Mund. Ihre Zunge umkreise sie nur ein einziges Mal, als sein heißer Saft schon unbändig direkt in ihre Kehle schoss, während er sich aufbäumte und einen lauten Schrei ausstieß. Noch zwei Schübe dieses herrlichen Saftes schoss er in ihren Rachen und sie schluckte ihn genüsslich hinunter. Dann massierte sie seine Juwelen und lutschte genüsslich an seiner Eichel – sie wollte den letzten Tropfen aus ihm herausholen, sie wollte ihn quieken hören, wie er es in dieser Situation immer so herrlich tat. Er sollte seine Lust lange und laut herausschreien, so wie sie es getan hatte.

Er begann sich unter ihren Liebkosungen zu winden und presste erschöpft zwischen seinen Lippen hervor: „Gnade, bitte Gnade. Wenn ich so weiter quieke verwechselt uns ein Jäger vielleicht noch mit einem Wildschwein und jagt mir eine Ladung Schrot in meinen Allerwertesten. Gnade, bitte Gnade..."